田村 光平
Tamura Kohei

集団脳と感染症

つながりの人類史

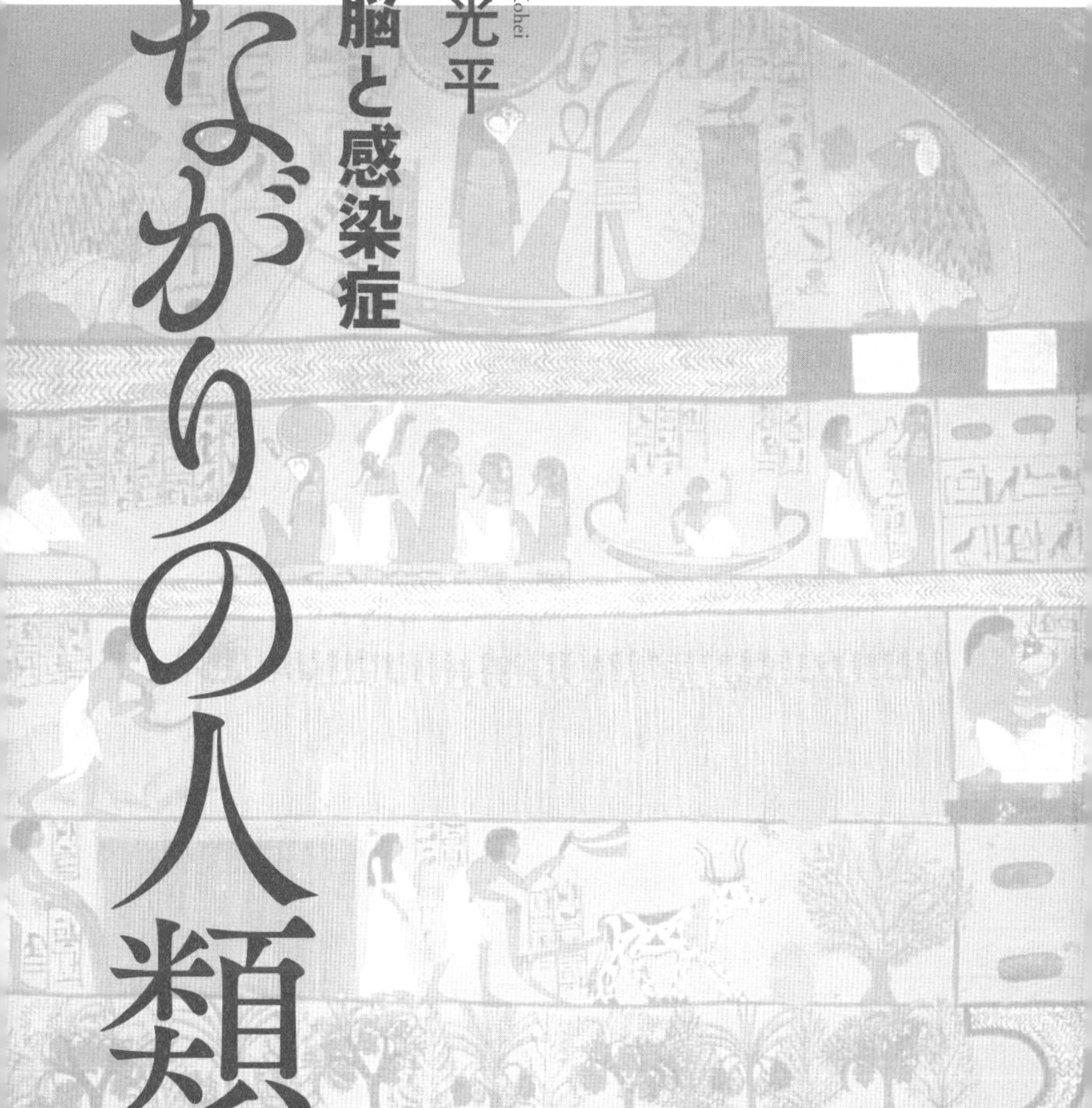

PHP

はじめに——人類史の研究の「不確かさ」

本書を、まずお詫びの言葉から始めたいと思います。一冊の本を書くことは、非常に内省的な作業です。とはいっても本書は、その中でさらに、筆者の迷いや、研究という営みの煮えきらない部分が、ある程度、意図的に残された本となっています。意図せずに残った部分は、それよりもさらに多いでしょう。その背景には、筆者やみなさんをとりまく社会の変化、それに呼応する研究者コミュニティの変化、そして本書の主な対象となる、人類の歴史全体——人類史——の研究の特性があります。まず、本書で何を語るか、そして、それをどのように語るかについて、お話ししたいと思います。

本書のテーマを一言でいえば、感染症の流行と技術の発展は、どちらも「あつまる」ことと「つながる」ことによって駆動されるということです。2019年に発生し、今なお続く新型コロナウイルス感染症の世界的な流行は、亡くなられた方の数や、引き起こされた社会変化の規模のため、「未曾有」と形容されます。しかし、人類が誕生して以来、感染症は常に脅威であり、その命を奪い続け、そして社会のあり様にも影響を与えてきました。文字のない時代から、人類が病に倒れ、また抗おうとしてきた物的な証拠が残されています。

もちろん、「グローバル化」による国を跨《また》いだ感染の速度や規模など、過去に猛威をふるった感染症と異なっている部分も数多くあります。けれども、感染症によって多くの人が倒れ、また社会のあり様が影響を受けるということ自体は、人類史ではありふれたことと形容して差し支えない出来事でした。そのメカニズムが、過去も今も変わらず、われわれがあつまり、そして交流することにあるというのが、本書のテーマです。

感染が広がる一方で、わずか1年ほどでワクチンも開発されました。人類は、感染症に抗うさまざまな方法を生み出してきましたが、少なくとも技術という点では、現在のわれわれの社会は、過去の社会よりも「発展」しているといってしまって差し支えないでしょう。近年の人類史の研究では、ワクチンの開発をはじめとする技術の「発展」を下支えするのは、個人の知的能力よりも、集団や社会のあり様であるとする見方が存在感を増しています。単純にいってしまえば、多くの人があつまったり、交流する社会ほど、「発展した」技術を有することができるという仮説が、さまざまな事例で検証されています。

その一方で、多くの人があつまるほど、技術が発展しやすくなるとともに、感染症が蔓延《まんえん》しやすくなります。言い換えると、脅威である感染症と、恩恵をもたらすことの多い技術の発展には、実は、非常に似た性質があるのです。したがって、われわれは、技術の発展の恩恵を享受しようとすると、感染症の蔓延というリスクにも向き合わなければならなくなります。このことは、もちろんうまく解像度を設定すればですが、両者を非常によく似た数式で記述できることからも裏付けられます。

本書では、感染症と技術発展について、「文化進化」の研究と、その周辺領域の話を紹介します。後述しますが、文化進化の研究では、さまざまな文化現象を、進化生物学の概念を使って整理し、数理的な方法を使って分析します。本書で数式を詳細に解説することはしませんが、本書で紹介する多くの研究には、その背後に数式があります。ですから本書は、人類史の研究についての本であるとともに、数学の応用の結果を紹介する本でもあります。

▼▼▼本書のテーマと語り方

本書であつかうテーマは、感染症と文化進化ですが、その時空間スケールをできるだけ大きくとり、人類史全体を扱います。現生人類とチンパンジーが分岐したのが、現在の遺伝学の成果では、700万年ほど前だと推定されています。そして、ここで人類という言葉が指しているのは、現生人類とチンパンジーが共通祖先から分岐して、現生人類につながる系統樹の枝に含まれる種すべてを指します。本書では、現生人類以外の種についてはほとんど扱いませんが、そのような定義の言葉だということを頭の片隅に置いておいてください。そういうわけで、人類という言葉には、絶滅した種も含まれます。

人類史全体を対象とするということが、どのような意味を持っているのか、まずお話しします。過去の感染症の流行がわれわれの社会にどのような影響を及ぼしたかについて、新型コロナウイルス感染症のパンデミック以前から、膨大な研究の蓄積があります。他方、その多くは、歴史学の成果、つまり、文字による記録に依拠しています。そして、現生人類が登場したのが40〜20万年前です。最古の文字がいつ発明されたのかは、文字の定義や、どのような証拠があれば文字と認定するのかといった、研究方法上の課題がありますが、メソポタミアの楔形文字や、中国の甲骨文字が想定されるでしょう。これらは、個々の発見の確からしさをどう評価するかによりますが、前者が紀元前3200年頃、後者が紀元前1400年頃とされます。今後の新しい発見によって、遡《さかのぼ》ることはありえますが、文字が出現したのは、人類史のかなり後半だということは、研究者のあいだで概ね合意がとれています。

したがって、文字によって残されているのは、人類史のごく一部の記録になってしまうということです。文字によって残されている記録は、何が起こったのか直接的に記述してあり、そこから非常に多くの情報を得ることができます。しかし、文字以外の情報も、過去の人類のあり様を知るための、さまざまな情報をもたらしてくれます。そしてそこには、過去の人々の骨や遺伝子といった、生物学的な対象も含まれます。

どんな学問分野でもそうですが、なにかしら社会に対して、研究成果の還元を試みます。そうすると、ある現在の社会課題を解決するために、自分の研究分野の内側で、比較できる事例を探すことになります。その際、同じく過去を対象とする歴史学では、基本的には文字が発明されてからの時代から探すことが多くなりますし、人類史を対象にするならば、より広い範囲から探すことになります。探す範囲が広いことが、必ずしもよいわけではありません。新しい時代のほうが、現在と似ているし、より詳しいことがわかります。

ただ、これが難しいところなのですが、現在と似ていることが、よいほうに働くこともあれば、そうでないこともあります。ひとつは、多様性です。現在に「答え」がないからこそ過去にそれを求める、ということが、過去を扱う学問が社会に貢献できることとして挙げられます。そうだとすれば、範囲が広いほうが、対象の多様性が増し、「答え」が見つかりそうに思えます。しかし、現在と大きく違う社会の対応は、現代社会の倫理や規範に照らし合わせると、受け入れがたいことも多々あります。

たとえば、北海道・東北の縄文遺跡群が世界遺産に登録されたこともあり、「縄文文化」に持続可能性を学ぶことを推奨する声がきかれます。考古学者の山田康弘氏は、縄文時代であっても、自然環境を「都合のよいように」改変していた痕跡がみられることなどから、人口規模が小さく、技術水準がそれほど高くなかったため、縄文文化の持続可能性が、意図的なものというよりは結果であったという側面を指摘しています（山田 2019）。現代のわれわれが持続可能な社会を目指すとしても、医療をはじめとする技術水準を低下させるという選択肢は現実的とは思えません。もちろん、縄文時代から学べることは多々あるかと思いますが、現代社会に具体的な方策として取り入れるためには、慎重な議論が必要です。

もうひとつ、長い時間スケールで考えると、「同じ」だとみなす基準が「粗く」なりがちです。短い時間スケールでは意味を持つと判断されうる細かな違いが捨象されることになります。数十年、一世代ほどの時間での社会変化は、意味があることなのか、それとも単なるノイズなのか、判断がつかない、という態度をとりがちです。

図1は、6500万年前から現在までの気温の推定値です。横軸が時間を表し、左ほど古く、右ほど新しくなっています。縦軸は、現代の気温を基準として0にしたときの、各時代

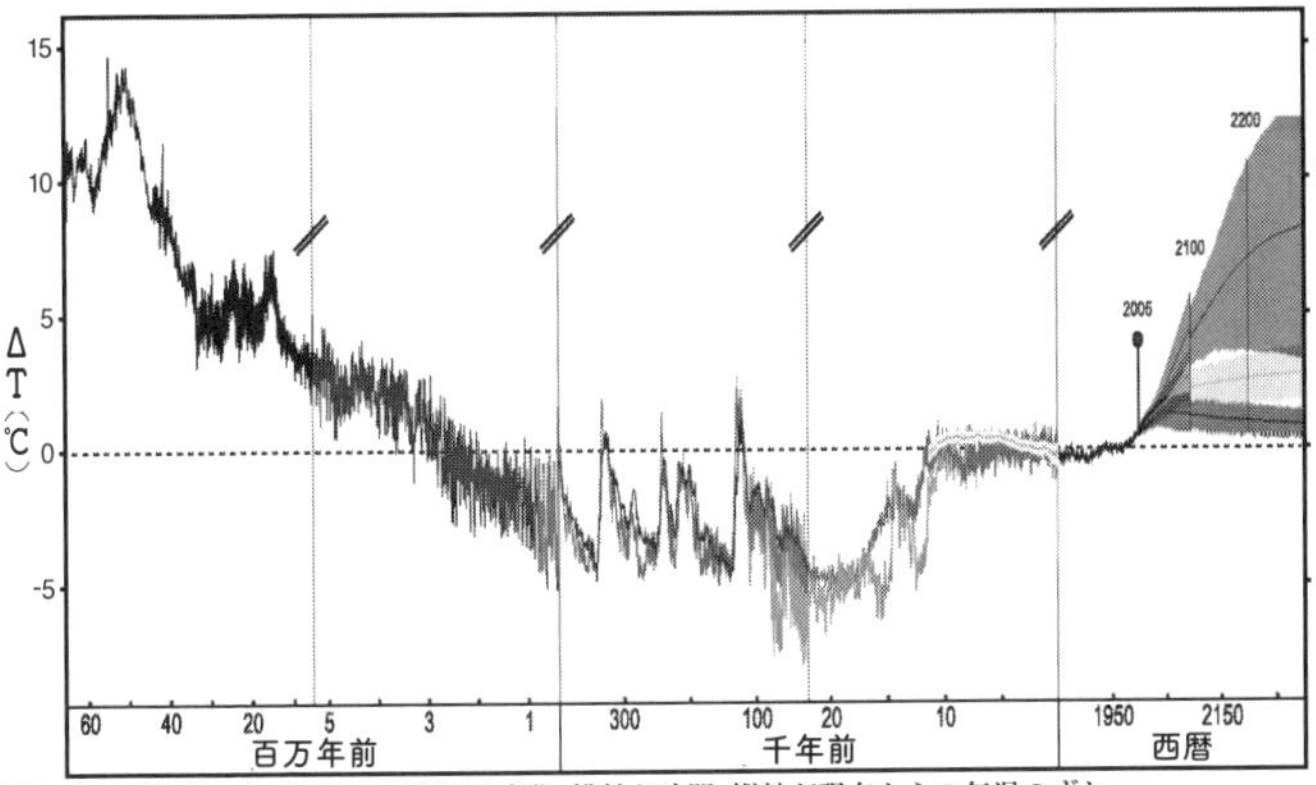

図1：6500万年前から現在までの気温の変化。横軸が時間、縦軸が現在からの気温のずれ。
Burke et al. (2018)の図1を改変。

の気温です。0よりも上であれば現在よりも暖かく、下であれば寒いことになります。この時間スケールで考えると、現在は比較的寒いほうにあたります。そして、この時間スケールでみると、近年の気温の上昇も、細かいノイズのようにみえます。だからといって、この気温の変化が、われわれの生活にとって重要でないわけではありません。そういうわけで、長い時間スケールでものごとを考えることが、必ずしも有用なわけではありません。ところで、この図には、未来の予測も書き込んであるのですが、悲観的な未来予測では、地球史規模の気温の上昇が起こる可能性もあります。

　同じ理由で、個人にフォーカスを当てづらくなります。社会の変化を、それを起こす「イノベーター」に注目して語ることがあります。しかし、過去を遡ると、誰が発明したのか判然としない技術はたくさんあります。ですから、個人よりも、その技術が生み出された生態的・社会的背景に着目することが多くなります。

人類史の語り方は、さまざまな両極のあいだでなされます。たとえば、「楽観」と「悲観」。社会の「発展」によって、もちろん問題がないわけではありませんが、人類が幸福になってきた、という描き方がされる場合もありますし、反対に、ユートピアから追放され「文明」を現代社会の困難の原因とするような描き方がなされることもあります。前者の代表としては、進化心理学者・言語学者のスティーブン・ピンカー氏の『21世紀の啓蒙』や、日本でも人気の高いサイエンスライターのマット・リドレー氏の『繁栄』が、後者の代表としては、人類学者のジェームズ・スコット氏の『反穀物の人類史』などが挙げられるでしょう。本書、あるいは筆者の関心に関連する軸のひとつが、「普遍性」と「多様性」です。国立民族学博物館（通称みんぱく）の初代館長をつとめた梅棹忠夫氏が、象徴的な独白を書き残しています（梅棹 1987, p.238）。氏は、みんぱくが所蔵する膨大な量の仮面を前に、その多様性をそのまま受け入れることと、なんらかの幾何変換によって統一的に理解することへの渇望とのあいだで葛藤します。「人類の諸文化をつらぬく一般理論の構想は、わたしの目をしばしば外界から内面へとむきかえらせる。そんなことはできるわけもないのに」という言葉は、筆者に、閉館後の博物館で仮面を前に佇む氏の姿を想起させます。「文明の生態史観」のような「グランドセオリー」で取り上げられることの多い梅棹氏ですが、「多様性」「個別性」への目配りがなかったわけでもないようです。別の場面では、（文化）人類学を、人間に関する理論の例外を地球のどこかから見つけてくる「学説の破壊者」としても位置づけています（梅棹 1980, p.17）。

筆者自身についていえば、「普遍性」の側の研究者ということになります。筆者のしごとの多くの部分が、数理モデルやデータの定量的解析です。定量的解析は曖昧さを排しており、「なんとなくすごそう」なイメージがあるかもしれません。しかし、さまざまな要素を捨象していることには注意が必要です。とくに通文化的な解析をする場合には、全体の傾向として抽出されるものは、どの地域とも実際には異なる、人工的な量です。ですから、その結果をもとに構成された説明は、どの地域にも当てはまる側面と、当てはまらない側面とを持っていることになります。だからといって、意味がないとも筆者は思いません。とくに、専門家であっても、膨大な人類の多様性をそのまま受け止めるのは過酷であるように思われます。

これは自戒を込めてですが、「多様性」という言葉は、気をつけて自分を律しないと、便利に使えてしまいます。本書で筆者も繰り返し使っていますが、「自分はここで思考停止します」の、ちょっとだけ見栄えがよい言い換えとしても使えるのです。ともすれば容易に分断してしまう「普遍性」と「多様性」のあいだで、どのように研究を進めていくか、ましてや非専門家ともどのようにコミュニケーションをとっていくのがよいのかは、多くの研究者が試行錯誤しているというのが現状です。本書もその試みのひとつではありますが、しかし成功したと自信を持っていえるわけではありません。

▼▼▼人類史研究の社会的意義

第1章でもう少し詳しく紹介しますが、人類史の「定説」は、新しい研究によって次々と覆されていきます。こうした、断定的なことがいえない、将来結果がくつがえるような人類史の研究に、社会が左右されるとすると、不安を覚える方もいらっしゃるのではないかと思います。もちろん、エンターテインメントとして消費して頂くことはできると思います。しかし、より実際的に、何の役に立つのか、と問われると、歯切れのよい答えができないというのが本心です。

実のところ、筆者は人類史の研究がどの程度現代社会に貢献できるのか、懐疑的な部分があります。貢献できないと考えているわけではありません。ただ、大学や研究者に投げかけられる、もうお決まりとなったフレーズですが、医学や人工知能といった分野と比べて、あなたの研究は価値があるのですか、役に立つのですか、ということを問われた場合、筆者には自信をもって肯定することができません。正直に申し上げると、大きな迷いがあります。

人類史の研究を内面化すること、それだけで、環境問題や差別といった、さまざまな社会課題が解決されるように語られることもありますが、少なくとも筆者は、そんなうまいことはないだろうと思っています。

しかし、そうはいっても、人類史の研究が、社会のさまざまなところに影響を及ぼしていることもまた事実だと感じています。筆者自身は懐疑的とはいえ、人類史の研究が社会の価値観の形成に大きな影響を与えていると考える方も一定数いらっしゃるということは、事実上社会に影響を与えているということにもなります。また、優生学や人種差別といった過去の人類の過ちに、人類史研究が援用されてきたことを思えば、筆者自身が気づいていないだけで、現在の価値観に影響を与えているということは十分にありそうです。

ただ、その影響の与え方は、細く長い糸が張り巡らされているようなかたちで、社会のなかの知識や価値を流通させるインフラとからみあっていて、局所的な影響だけ追っていても捉えきれないのではないかという思いもあります。ですから、人類史の研究が社会に与える影響を、小さいものでも拾い上げて可視化し、できれば定量化し、束ねて議論することは筆者の目標でもあります。

このことに関連して、筆者の思い出をひとつ紹介したいと思います。ユネスコという国際機関があります。正式名称は国際連合教育科学文化機関（United Nations Educational, Scientific and Cultural Organization）で、英単語の頭文字をとってユネスコと呼ばれています。実施している事業としては世界遺産が有名ですが、その名のとおり、文化以外にも、教育や科学の分野で幅広く国際社会のスタンダードや規範をつくることで、「戦争は人の心の中で生まれるものであるから、人の心の中に平和のとりでを築く」ための活動をおこなっています。

筆者がこのユネスコのパリ本部を訪れた際、地下に、サヘラントロプス・チャデンシスとよばれる絶滅した人類の化石のレプリカが展示されているのを目にしました（図2）。本物は、2001年にアフリカのチャドで発掘され、発掘された地方の言葉で「生命の希望」を意味する「トゥーマイ」と名付けられています。サヘラントロプス・チャデンシスは、約700万〜600万年前に生息していたと考えられており、現在発見されているうちで最古の人類です。このレプリカが展示してある理由を直接聞くことはできなかったのですが、意図

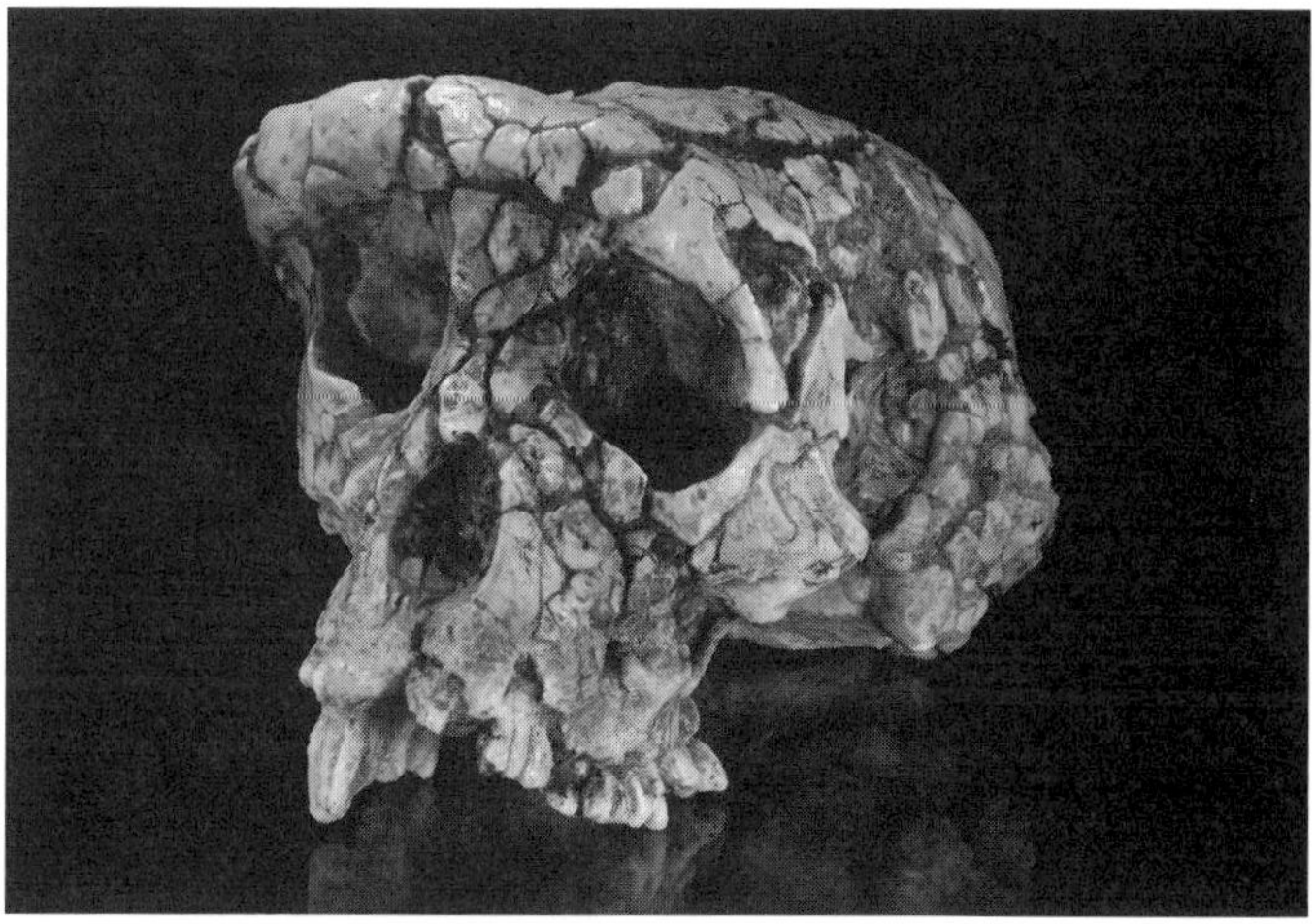

図2：サヘラントロプス・チャデンシスの頭蓋骨模型。
写真：Didier Descouens。CC BY-SA-4.0。(https://commons.wikimedia.org/wiki/File:Sahelanthropus_tchadensis_-_TM_266-01-060-1.jpg)

のひとつとして、おそらくは人類の共通性のシンボルとしての意味合いがあるのではないかと思います。ユネスコが持つ権威に影響されているかもしれないのですが、ユネスコの地下でこの古人骨模型を見た経験は、人類史の研究の社会的意義をもう少し信じてみよう、と思う理由のひとつでもあります。

本書を謝罪からはじめたのは、こういうわけです。筆者自身が、人類史研究の意義に迷いのあるなかで、本書を執筆しています。

本書の構成を簡単にまとめます。第1章では、本書のキーとなる、感染症と文化の伝達の共通性について解説するとともに、人類史の研究の「不確かさ」についてお話しします。同時に、なぜそうした不確かさを残したまま書こうと思ったのかを、社会状況の変化とも関連付けてお伝えします。第2章では、過去の人類史の事例から、病が人類に与えてきた脅威について紹介します。とくに、農耕や都市の誕生、国家形成といった人類史上の「発展」とともに、感染症の規模が拡大したことを取り上げます。第3章では、集団の規模や交流が技術の発展を加速するという近年の理論をめぐる論争を紹介するとともに、文化伝達と感染症のトレードオフについてお話しします。第4章では、生物学的なものにしろ、社会・文化的なものにしろ、人類が病をどう防ごうとしてきたのかを紹介します。

■参考文献

梅棹忠夫（1980）『人類学周遊』筑摩書房。

梅棹忠夫（1987）『メディアとしての博物館』平凡社。

山田康弘（2019）『縄文時代の歴史』講談社。

Pinker, S. (2018). *Enlightenment now: The case for reason, science, humanism, and progress.* Penguin.（＝橘明美・坂田雪子訳 2019『21世紀の啓蒙 理性、科学、ヒューマニズム、進歩 上・下』草思社）

Ridley, M. (2010). *The rational optimist: How prosperity evolves.* Harper.（＝大田直子・鍛原多恵子・柴田裕之訳 2013『繁栄 明日を切り拓くための人類10万年史』早川書房）

Scott, J. C. (2017). *Against the grain: A deep history of the earliest states.* Yale University Press.（＝立木勝訳 2019『反穀物の人類史――国家誕生のディープヒストリー』みすず書房）

Burke, K. D., Williams, J. W., Chandler, M. A., Haywood, A. M., Lunt, D. J., & Otto-Bliesner, B. L. (2018). Pliocene and Eocene provide best analogs for near-future climates. *Proceedings of the National Academy of Sciences USA*, 115(52), 13288-13293.

つながりの人類史——目次

第1章 感染症と文化の伝達の共通性

第2章 社会の「複雑化」と感染症

第3章

集団脳・イノベーション・社会ネットワーク

第4章 人類は病をどう防ごうとしてきたか

第1章

感染症と文化の伝達の共通性

この第1章ではまず、本書の主要なテーマである、感染症と文化の伝達の共通点についてお話ししたいと思います。続いて、人類史の研究で、ヒトとチンパンジーの分岐年代など、さまざまな知見が覆されてきた歴史を紹介し、その不確かさについて議論します。

▼▼▼人類史と集団脳

「はじめに」でお話ししたとおり、人類の歴史を700万年としたいと思います。これは、チンパンジーとの共通祖先と分岐してからの時間でした。そのあいだずっと、感染症は人類にとって驚異であり続けたと考えられています。ここで、感染症について、もう少しだけ説明したいと思います。

感染とは、細菌やウイルスといった病原体が、人体に入ってくることです。いったん人体に侵入してきた病原体は、体内で増殖し、唾液や血液、便などとともに体外に排出されます。そして、排出された病原体を含んだ分泌物に接触した人が、新しく感染することになります。この過程が連鎖することで、病原体は感染者を増やし、感染を拡大させていくことになります。

人類のほうも、ただ感染されるばかりではありません。体内に侵入してきた病原体を排除

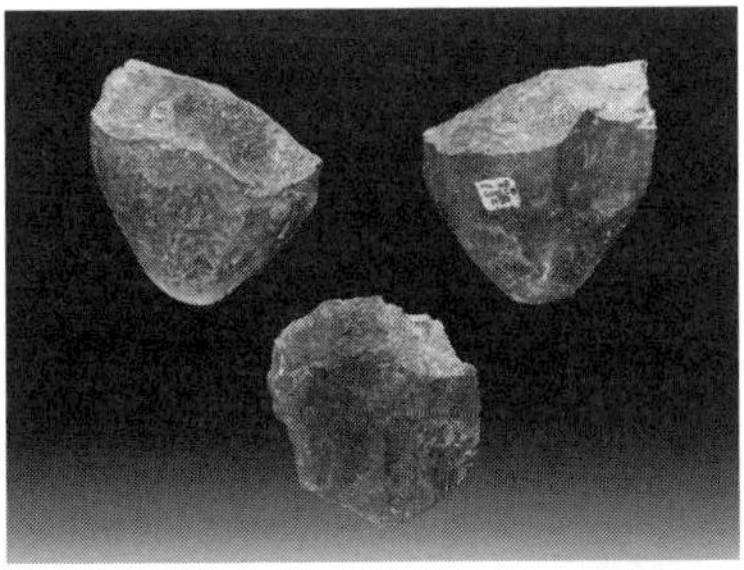

図1:(左)オルドワン石器。
写真:Didier Descouens。CC BY-SA-4.0。(URL:https://commons.wikimedia.org/wiki/File:Pierre_taill%C3%A9e_Melka_Kunture_%C3%89thiopie_fond.jpg)。
(右下)アシューリアン石器。
写真:DidierDescouens。CC BY-SA-4.0。(URL:https://upload.wikimedia.org/wikipedia/commons/8/87/Biface_Cintegabelle_MHNT_PRE_2009.0.201.1_V2.jpg)

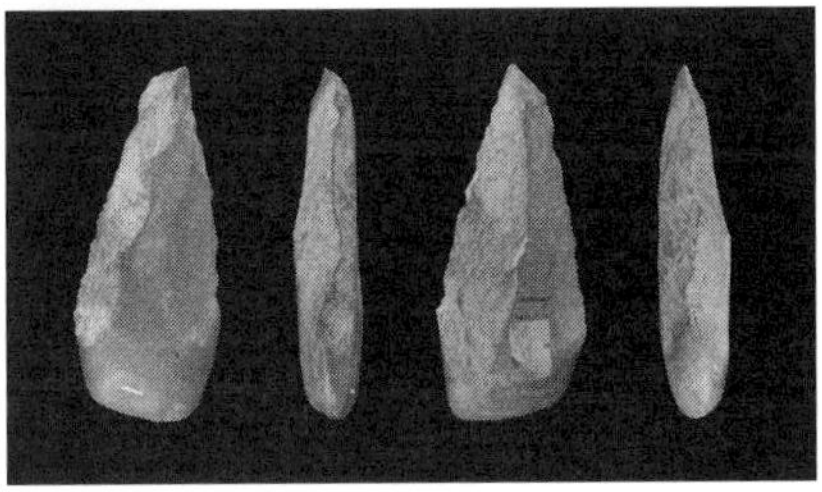

するためのさまざまなメカニズムがあります。免疫機構はその代表的なものです。

以下、生物としての現生人類を指す場合、「ヒト」という言葉を使うことにします。ヒトを他の霊長類と比較した場合に、特異性としてよく挙げられるものがふたつあります。ひとつは、直立二足歩行です。もうひとつが脳の大きさです。ですから、人類の進化を研究する場合にも、化石から直立二足歩行と脳の大型化の痕跡を探すことが多いのです。

とくに後者は、「知性」の向上の証拠とみなされます。人類史を、直立二足歩行や脳の拡大といった生物学的な特徴と同時に、技術の発展の歴史とみなす見方もあります。たとえば、２６０万年ほど前に、オルドワンとよばれる石器が登場します（図1）。比較的単純なこの石器を作ったのは、ホモ・ハビリスとよばれる人類だと考えられています。約170万年前になると、アシューリアンとよばれる石器が登場します（図1）。オルドワンよりも洗練されており、涙のようなかたちをしたハンドアックスが有名です。ホモ・エレクトスとよばれる絶滅した人類がその担い手だと考えられています。

その後、ムステリアンとよばれる石器をネアンデルタール人がつくり出します。現在では、「YouTube」などに石器製作をおこなう方の動画がアップロードされており、製作の様子を観ることができます。技術の発展には、もちろん、石器以外も含まれます。農耕であったり、あるいは都市の誕生のような現象も、関連する技術のみならず、社会システムや世界観の変化も含めて、人類史では画期として語られます。こうした技術の発展を駆動した要因を探すことは、人類史研究の大きなテーマのひとつです。ネアンデルタール人以前の人類については、脳が大きくなっていることもあり、知的能力の向上が技術水準の向上につながったと考える研究者が多数派です。

ネアンデルタール人と、現生人類を比較した場合、両者に知的能力の差があったかどうかは、議論が続いています。近年では、ネアンデルタール人と現生人類のあいだに知的能力の差はなかったと考える研究者が増えています（門脇 2016）。そのため、技術の発展を駆動する要因について、多くの研究者が議論を続けています。

近年、注目されているのが、人類学者のジョセフ・ヘンリック氏が提唱している「集団脳」という理論です（ヘンリック 2019）。この理論は、タスマニアにおける文化の「消失」から着想を得て作られたものですが、数理モデルにもとづいています。モデルとは模型のことで、文字どおり現象を単純化したものになります。ですから、数理モデルとは、単純化した現象を数式を使って記述したものになります。

まず、タスマニアでなにが起こったのかについてお話ししましょう。タスマニア島は、オーストラリアの南の海上に位置する島ですが、1万2000年ほど前までは、オーストラリアと陸続きでした。しかし、海面の上昇によって、オーストラリアと切り離されました。オーストラリアと切り離される以前は、釣り針や船のような技術があったことが、考古学的な記録から判明しています。しかし、18世紀に、ヨーロッパ人がタスマニアに上陸した際には、そうした技術は失われていました。

ヘンリック氏は、この現象を説明できる数理モデルをつくりました（図2）。これを数式を使わずに説明してみます。ある集団に属する若者は、全員、その集団でもっとも技術的に

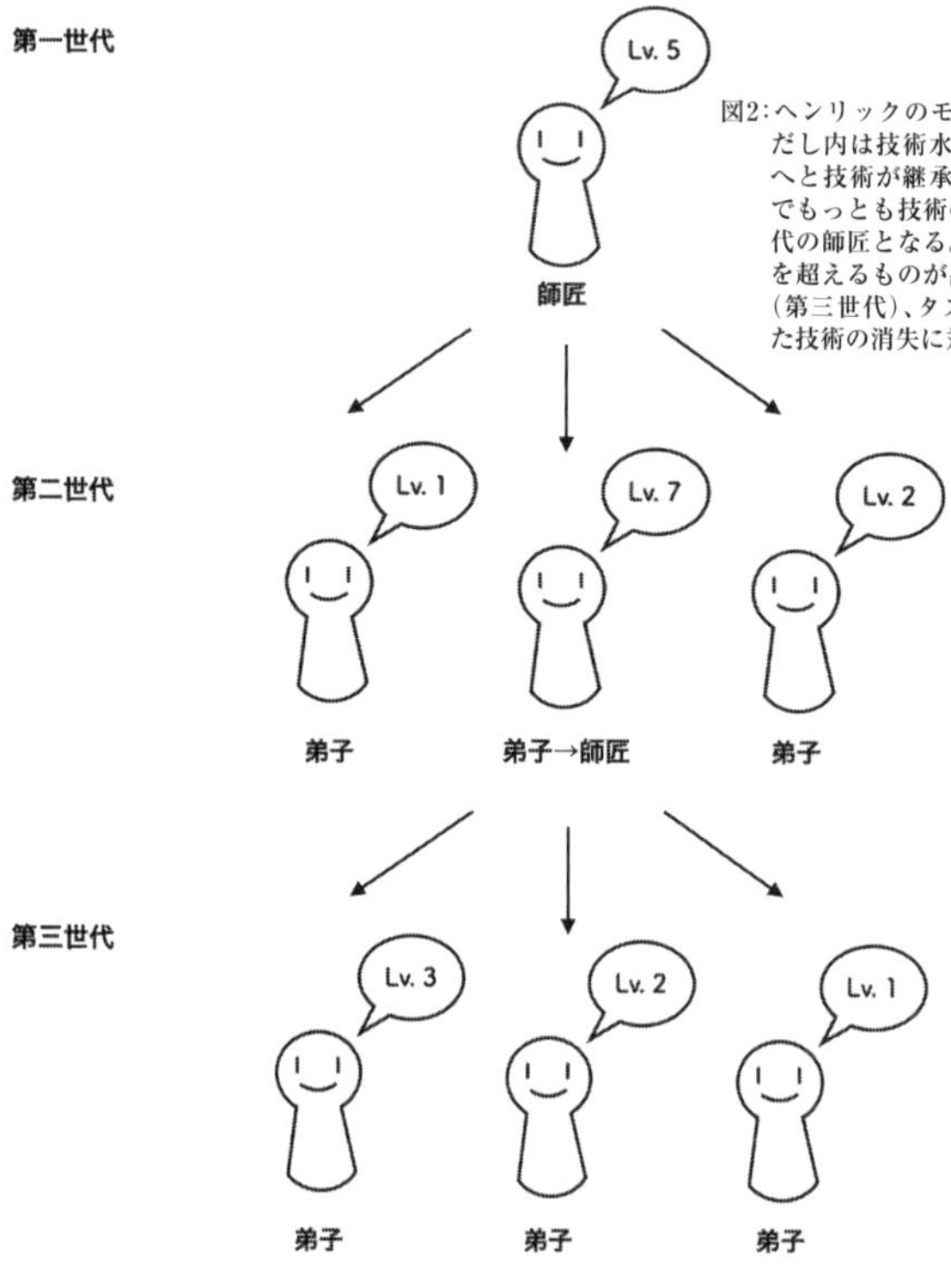

図2：ヘンリックのモデルの概要。ふきだし内は技術水準。師匠から弟子へと技術が継承され、弟子のうちでもっとも技術の高いものが次世代の師匠となる。弟子のうち、師匠を超えるものが出ない場合があり（第三世代）、タスマニアで起こった技術の消失に対応する。

卓越している上の世代のひとりに師事し、その技術を学ぼうとするとします。技術の習得は簡単ではなく、多くの若者は、師匠の水準に達することができないとします。しかし、ごく小さい確率で、師匠を凌ぐ技術を習得する若者も現れます。

　さて、時間がたつと、技術を習得する側だった若者たちが、今度は教える側にまわることになります。その際も、同じように、集団の中でもっとも卓越した技術を持つ個体を師匠にすることになります。自分たちの前の世代の大人よりも、高い技術を習得した若者がいれば、その集団はより高い技術を持つ個体を師匠とすることになりますし、前の世代の大人よりも低い水準の技術を習得した個体しかいなければ、その集団の技術水準は低くなることになります。

この過程が繰り返されると、どうなるでしょうか。毎世代、弟子が師匠を上回ると、その集団の技術水準は継続的に向上していくことになります。逆に、師匠をしのぐ弟子が生まれないと、その集団の技術水準は低下していくことになります。師匠をしのぐ弟子が現れたり現れなかったりすれば、集団の技術水準は横ばいか低下していくでしょう。ですから、集団の技術水準が向上していくためには、師匠を上回る弟子が継続的に現れる必要があります。それでは、どのような社会なら、師匠を上回る弟子が現れ続けるのでしょうか？

ヘンリック氏が出した答えはシンプルです。人口が多ければよいというのです。ヘンリック氏のモデルでは、弟子が師匠を上回れるかどうかは、確率に依存しています。くじ引きのようなものです。当たりのくじを1枚でも引けばよいのであれば、くじをたくさん引けばよい、ということは経験的に理解しやすいと思います。それと同じく、師匠を上回る弟子を輩出したければ、たくさん弟子がいればよいのです。理屈としては簡単ですが、しかし実現できるかどうかはまた別の問題です。人類史のほとんどにおいて、それこそ感染症や、飢餓、災害、あるいは他の動物に食べられることなどにより、人口は低く抑えられてきたと考えられています。ですから、技術水準が継続して向上するほどの人口規模を、そもそも達成できていなかった場合が多かったと考えられています。

ここまで、数理モデルを、数式を使わずに説明してきましたが、「～とする」という表現が頻出したことにお気づきだと思います。これが「モデル」の特徴です。モデルは、個人がどうふるまうのかを、ルールとして記述したものだといえます。コンピュータ・ゲームで遊んだ経験のある方も多いのではないかと思います。ファンタジーRPGでの敵モンスターの行動は、残りHPや、主人公がとった行動や、偶然に影響されて決まりますが、コンピュータが処理できるようにルール化されています。自治体やテーマパークを経営するゲームでは、住民や客の動きは、個体に備わっている選好や他の個体との相互作用によって決まりますが、それらも同様にルールになっています。個体の動きのようなルールだけでなく、天候の変化や建物を老朽化させるなど、自然法則もまたその世界のルールとして埋め込まれています。数理モデルも、記述する言語は数学ですが、やはりルールを定めたものだといえます。ヘンリック氏のモデルも、技術が継承される過程を、偶然も含めてルールによって定めたものです。

ヘンリック氏が主張しているのは、高度な技術を達成するために必要だったのは、技術の巧拙を判断しつつ情報を忠実に受け渡し保存するための能力と、その規模を拡大するための「社会性」だということです。したがって、個人として卓越していることよりも、集団になることで立ち現れる「知的」能力が重要であったということになります。これを形容するために、ヘンリック氏は「集団脳」という言葉を使っています。そして、ヘンリック氏は、この集団脳こそが、人類の「繁栄」を下支えしていると主張しています。

もちろん、こうした「理論」や数理モデルが人類史の研究プロセスのなかでどのような役割を果たすかは多様ですが、その結果をどのように受け取るのがよいでしょうか。多様という言葉を使ってしまったのでまず説明しますが、数理モデルが検証すべき新しい仮説を提示することもあれば、既存の、言葉で語られている論理のチェックのために用いられることもありますし、データがどの仮説にもっともよく当てはまるのかを調べるためにも使われます。理論や数理モデルは、理想化した状態を扱っています。「人間はこうふるまうものだ」という仮定が間違っているかもしれませんし、モデルで考慮されていない要因もたくさんあります。

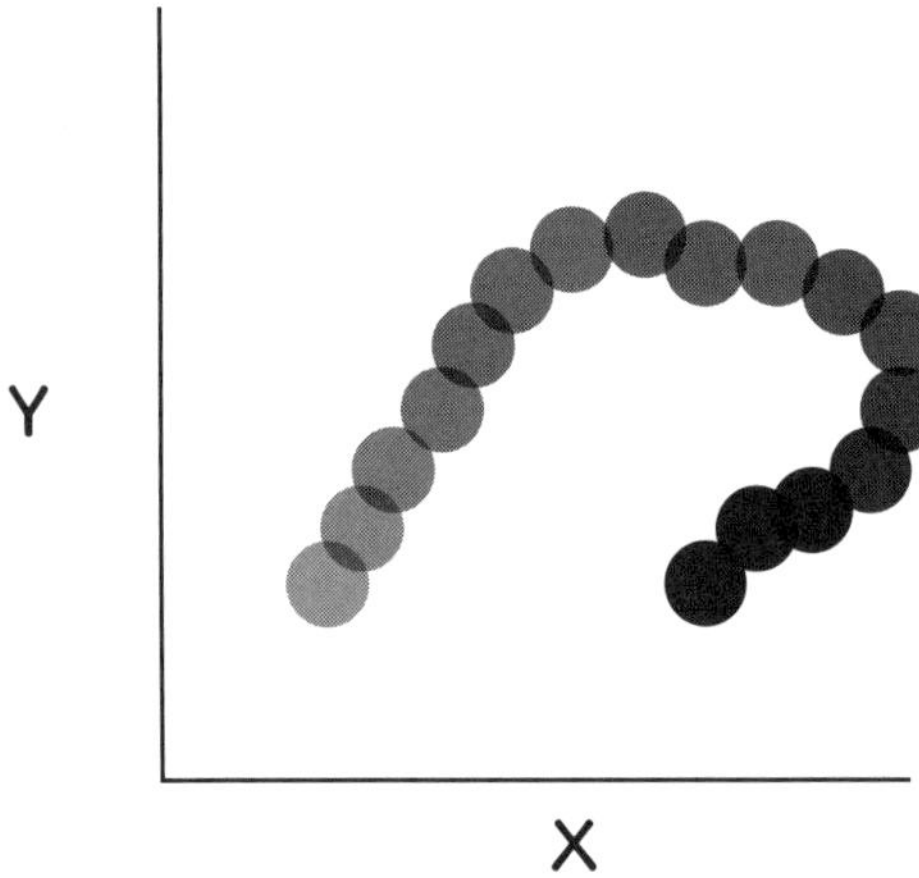

図3：社会の変化の軌跡。X軸、Y軸がそれぞれ社会のなんらかの指標を表す。色が薄いほど古く、濃いほど時間的に新しいことを示す。たとえば、第2章で取り上げるが、考古学者のティモシー・コーラー氏らは、X軸に社会の規模、Y軸に社会の情報伝達に関する変量をとり、平面中の社会の軌道から、社会変化の規則を読み取っている（Shin et al. 2020）。

本書では、もちろん多様な受け取り方のひとつでしかありませんが、ある種の「力」のメカニズムを明示するものとしてみたいと思います。「力」というと、超自然的なものを思い浮かべられるかもしれませんが、そうではありません。数理モデルの結果を可視化するときに、集団が時間とともに変化していく様子を、図のような平面上の挙動としてとらえることがあります（図3）。

そして、各時点で集団がどの方向に変化するのかを決めているものを、「力」とよぶことがあります。「力」というアナロジーが有用な理由のひとつは、同じ方向にかかれば変化を大きくしますし、反対の方向にかかれば打ち消し合うことにあります。現実の社会変化を、無数の「力」の重ね合わせによって起こるものだととらえると、ある理論や数理モデルは、そのうちのごく一部だけを取り出したものだといえます。

そのようにとらえると、人類史の事例から学ぶということには、過去にはたらいていて、今もはたらき続けているであろう「力」のメカニズムを調べることにあたります。繰り返しになりますが、これは、あくまでも一面的な見方です。また、当たり前だと思われた人も、ありえないと思われた人もいらっしゃるのではないかと思います。こうした見方で取りこぼすものが多数あることも承知していますが、ひとまず本書ではこうした見方を採用することにします。

「文化進化」とはなにか

ここで、「文化進化」の考えについて紹介したいと思います。進化といえばダーウィンのイメージがあるかもしれません。本書で紹介する「文化進化」もダーウィンの進化の理論をもとにしています。しかし、「進化」という言葉は、実際にはさまざまな意味で使われてきました。たとえば、有名なのは、社会科学の幅広い分野で業績を残しているハーバート・スペンサーです。スペンサーの提唱する進化は「単純」から「複雑」へと遷移していくことで、その対象は生物に限らず、人間の社会にも当てはまると主張しました。

本書であつかう文化進化は、そうしたスペンサー的な進化ではなく、ダーウィンの提唱した進化の枠組みを使って、文化現象をとらえるものです。生物の進化とは、集団中で、ある遺伝子が、その頻度を変化させることを指します。その遺伝子が、なんらかの形質、つまり、生物のかたちや性質を変化させることもあれば、そうでない場合もあります。

また、その遺伝子を持つことが、生存や繁殖で有利になるから頻度を増すこともあれば、単なる偶然で頻度を増すこともあります。とにかく、頻度の変化が起こることが進化です。

そこには、「単純」から「複雑」へ、あるいは「下等」から「高等」へ移行することといった意味はありません。ですから、ダーウィンのコンセプトにもとづいた文化進化も、ある「文化」がその頻度を変化させることを指します。文化進化研究において、文化は「伝達される情報」という、非常に「ゆるい」定義を採用しています。ですから、技術も含みますし、思想や信念も含みます。

たとえば、集団中で使われている石器製作の技術であったり、土器につける文様を渦巻文にするか爪形文にするかであったり、人類の文明が宇宙人によってつくられたことを信じるかどうかであったり、そうした技術や信念が集団中で頻度を変えていくことが文化進化です。もちろん、技術の効率の良さであったり、文明の形成に関する信念がどの程度矛盾なく現象を説明できるかなど、なんらかの評価の尺度を設定することは可能です。しかし、そうした尺度上での向上を進化とよぶわけではありません。あくまでも、頻度の変化です。そして、そこに本質論的な意味での「下等」や「高等」という価値づけをするわけではありません。

しかしながら、というべきでしょうか、研究者も人類の一員ですから、人類、とくにヒトが、他の動物とどのように違うのかについての研究には、ほかのトピックに比べて、大きな努力が割かれています。人類の「繁栄」を指して、学術的には、「生態学的成功」のような言葉が使われます。個体数が大型の脊椎動物としては非常に多いこと、そして分布域が非常に広いことを指しています。このことは、他の動物と比較した場合のヒトの特徴のひとつです。その要因としては、おそらく「文化」の力によるところが大きいだろうと、多くの研究者が考えています。衣類に始まり、食料獲得のための道具、社会の制度など、各地の環境で生きていくためのさまざまな文化をヒトはもっています。こうしたさまざまな「文化」が、ある天才が一世代で生み出したものだとは考えづらいでしょう。世代を超えて継承され、その過程で「改善」されていく結果、現在に至ったと考えるほうが妥当そうですし、おそらく今後も、同じような継承と「改善」のプロセスが続いていくと考えられます。

このことを「蓄積的文化進化」とよびます。蓄積的文化進化がヒトに特有なのかどうかは議論がありますが、邦訳された『文化進化論』でも有名な文化進化の研究者であるアレックス・メスーディ氏と動物の社会性や文化進化の研究者であるアレックス・ソーントン氏は、「蓄積的文化進化」は他の動物にも存在しているといえるが、その「オープンエンド性」つまり、終わりなく改善を続けていく性質は、ヒトに特有だと述べています（Mesoudi & Thornton 2018）。そして、ヘンリック氏の集団脳の考えは、集団の規模や交流が、この蓄積的文化進化を促進すると主張していることになります。

▼▼▼感染症と文化の伝達の類似

「はじめに」で少し触れましたが、本書の中心的なテーマである「文化」の伝達、つまり文化進化と、感染症の蔓延が「似ている」ということについてお話しします。これを、意外に思われる方もいるかもしれません。実際に、異なる部分も数多くあります。では、どこに注目して類似しているといっているのでしょうか？（図4）

新型コロナウイルス感染症への対応に際し、京都大学（当時北海道大学）の西浦博氏が、

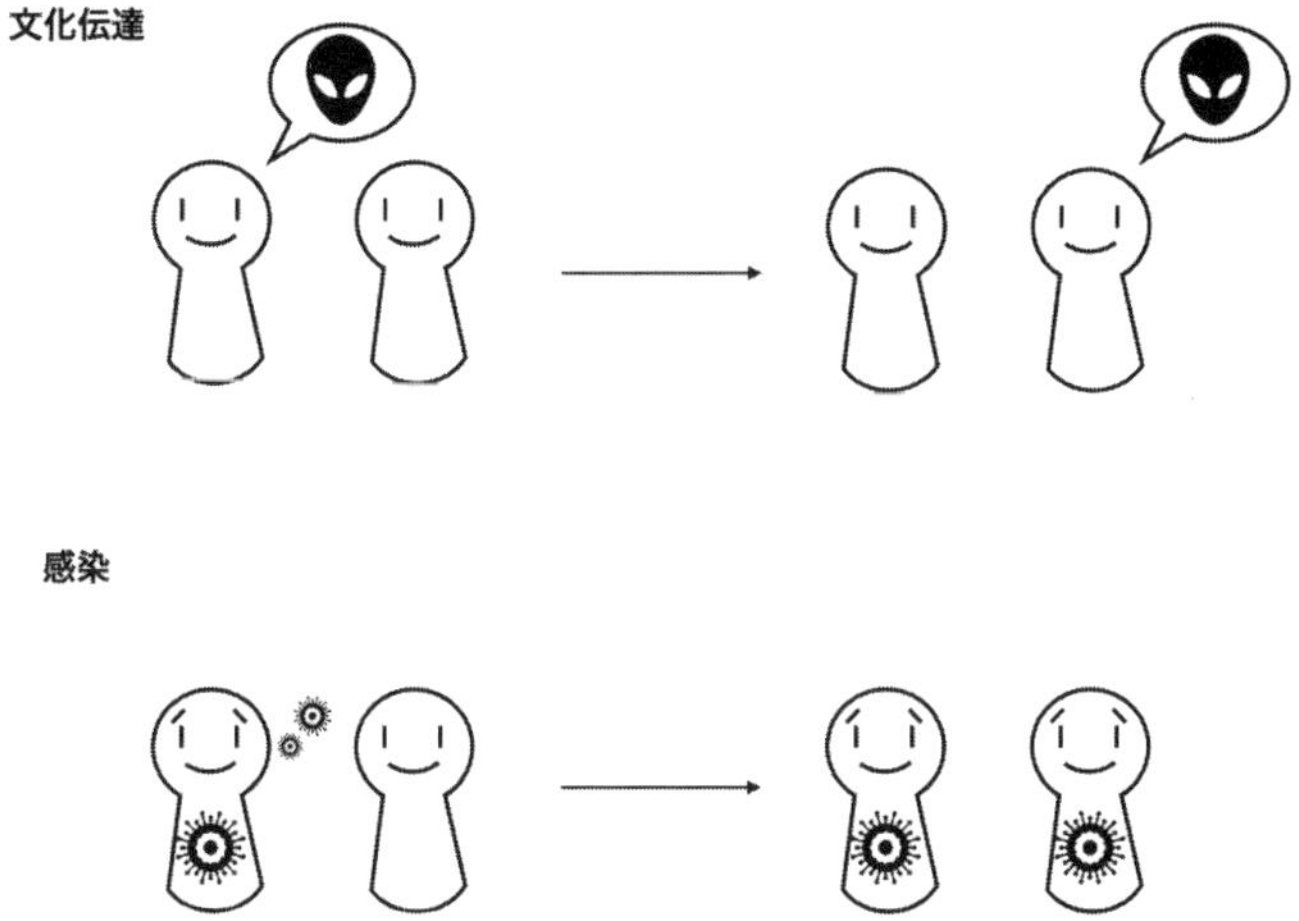

図4：文化伝達と感染の共通性。どちらも接触によって伝わる。

数理モデルを使って、新型コロナウイルス感染症の影響を予測していました。そうした背景もあり、非専門家向けの記事にさえ、感染症の代表的な数理モデルである「ＳＩＲモデル」という言葉が登場しました。ＳＩＲというのは、Susceptible-Infected-Recovered の英語の頭文字をとったものです。

このモデルを、さらに簡単にした、ＳＩモデル（Susceptible-Infected モデル）をできるだけシンプルにしたバージョンについて、簡単に説明したいと思います。このモデルで調べたいのは、時間とともに、感染者の数がどう推移していくのかです。では、なにによって感染者の数が変化するのでしょうか？　それは、すでに感染している個体と、感染していない個体との接触です。これを数式で書いてみたいと思います。

$$I(t+1)=I(t)+\beta S(t)I(t)/N$$

$S(t)$を、時間tにおけるまだ感染していない個体の数、$I(t)$を同様に時間tにおける感染個体の数とします。ここで想定しているのは、時間tから$t+1$までのあいだに、誰かひとりに出会うということです。そして、その個体が感染している確率は、$I(t)/N$で与えられます。Nは集団全体の個体数で、$N=S(t)+I(t)$です。感染個体と接触した場合、確率βで感染します。集団中の感染者の割合を$p(t)$とすると、$p(t)=I(t)/N$なので、

$$p(t+1)=p(t)+\beta(1-p(t))p(t)$$

になります。

では、この感染症と似ている、と先ほどから筆者が述べてきた文化の伝達は、どのようにして数理モデルとして表現できるでしょうか。文化の場合も、感染者の頻度と同じように、

ある情報を獲得している個体の頻度を記述してみましょう。ある「文化」をもっている人ともっていない人からなる集団を考えます。

現代では、本や、インターネットといった媒体によって情報が拡散することも多いですが、人類史の大部分において、情報の伝達は直接的な接触により伝えられたと考えられます。ですからここでも、文化の伝達が起こるのは、誰かと接触した場合だとしましょう。そして、接触したときに、ある文化が伝達される確率をβとしましょう。そうすると、この「文化」をもっている人の割合の変化は、

$$p(t+1)=p(t)+\beta(1-p(t))p(t)$$

と書くことができます。先にみたように、この式は感染の式と同じです。この接触によって伝わっていく、という性質が、文化の伝達と感染症とのあいだの重要な類似点です。

この共通性に目をつけたのは、筆者が最初ではありません。ダーウィンの進化に依拠した文化進化研究の創始者である、スタンフォード大学のマーカス・フェルドマン氏とルイジ・ルカ・キャバリ＝スフォルツァ氏は、彼らが書いた教科書のなかでまさに、文化の伝達をモ

デル化するために、疫学の概念をもとにしたと書いています（Cavalli-Sforza and Feldman 1981）。

文化進化研究のコミュニティにおいて、このフェルドマン氏とキャバリ＝スフォルツァ氏に、もうひとつの創設者コンビであるロバート・ボイド氏とピーター・リチャーソン氏を加えて、「カリフォルニア学派」とよぶことがあります。それとは別の「パリ学派」を率いるダン・スペルベル氏らのアプローチは、「文化疫学」とよばれることもあります。ほかにも、アダム・クチャルスキー『感染の法則』や赤江雄一・高橋宣也（編）『感染る』などは、こうしたアイディアに依拠した本です。また、物理学を中心に勃興した分野であるネットワーク科学においても、「拡散過程」という言葉で括られます。

感染症的な文化観として、おそらくもっとも有名なのが「ミーム」です。今では、インターネットで広められる動画や定型句などを指すことが多いですが、もともと提唱したのは、生物学者リチャード・ドーキンス氏でした（Dawkins 1976）。ドーキンス氏は、文化の伝達において、遺伝子に相当するものとして、ミームを考案しました。ミームは、脳内に蓄積される情報の「最小単位」として定義されます。ミーム概念を用いた研究は、１９９０年代に盛り上がり、『ミーム学雑誌（Journal of Memetics）』という学術誌も創刊されました。しかし、ミーム学には、先述した情報の「最小単位」という強い主張をしているにもかかわらず、物理的な実体が不明瞭など、色々な課題があり、徐々に下火になり、『ミーム学雑誌』も２００５年の第９号を最後に刊行を停止しています。このミームという概念は、感染症的な、あるいは「寄生虫」的な文化観の代表といってよいかと思います。さまざまなミームが、ヒトの脳の記憶容量をめぐって競合しているさまを想起させるからです。

感染症と文化の関係を着想した人は、日本にもいます。国立民族学博物館の初代館長である梅棹忠夫氏は、「宗教ウイルス説」を唱えています。宗教的な観念を病原体に、宗教者を保菌者になぞらえるとともに、世界宗教と「土着の」宗教を、それぞれパンデミックを引き起こすような感染症と、風土病にたとえています（梅棹 1967）。

こうした文化観はもちろん、アナロジーに基づいており、物質的な共通点があるわけではないことに注意が必要です。しかし、ここで重要なのは、アナロジーが成り立つほど似た側面があるのであれば、一方が促進されるような状況なら、もう一方もまた促進される可能性があるということです。ヘンリック氏の集団脳の考えは、人口が多かったり、交流が密であれば、蓄積的文化進化が促進されるというものです。第２章で詳しく紹介しますが、感染症がその脅威を増すのも、人口が大きく、交流が密な場合です。第３章では、そうした集団でイノベーションが起こりやすいことや、霊長類の研究ですが、情報伝達と寄生虫の感染に相関があることを紹介します。

▼▼▼人類史の「定説」は覆り続ける

本書では、内容だけでなく、その語り方にも気を配りたいと思っています。その最大の理由は、人類史の研究の結果が、比較的短期間に覆されるということです。マスメディアや一般向けの書籍、あるいはそこに出演した「知識人」たちが、「最新の研究によれば……」と、人類史についての研究の成果を紹介し、過去にわれわれが「常識」としてきた成果が覆されたことを語るシーンを、みかけたことのある方も多いのではないかと思います。

このような、これまでの「定説」が塗り替えられたというストーリーは、受け入れられやすいのかもしれません。けれども、人類史の研究の実態と、多くの方が「定説が覆された」という言葉から想像しているものは、異なっている可能性があります。本節ではまずそこを整理したいと思います。

最初に強調したいのは、人類史の研究にはおそらく終わりがないということです。科学研究のプレスリリースで、好んで使われる言葉のひとつが「証明」です。証明されるのは、た

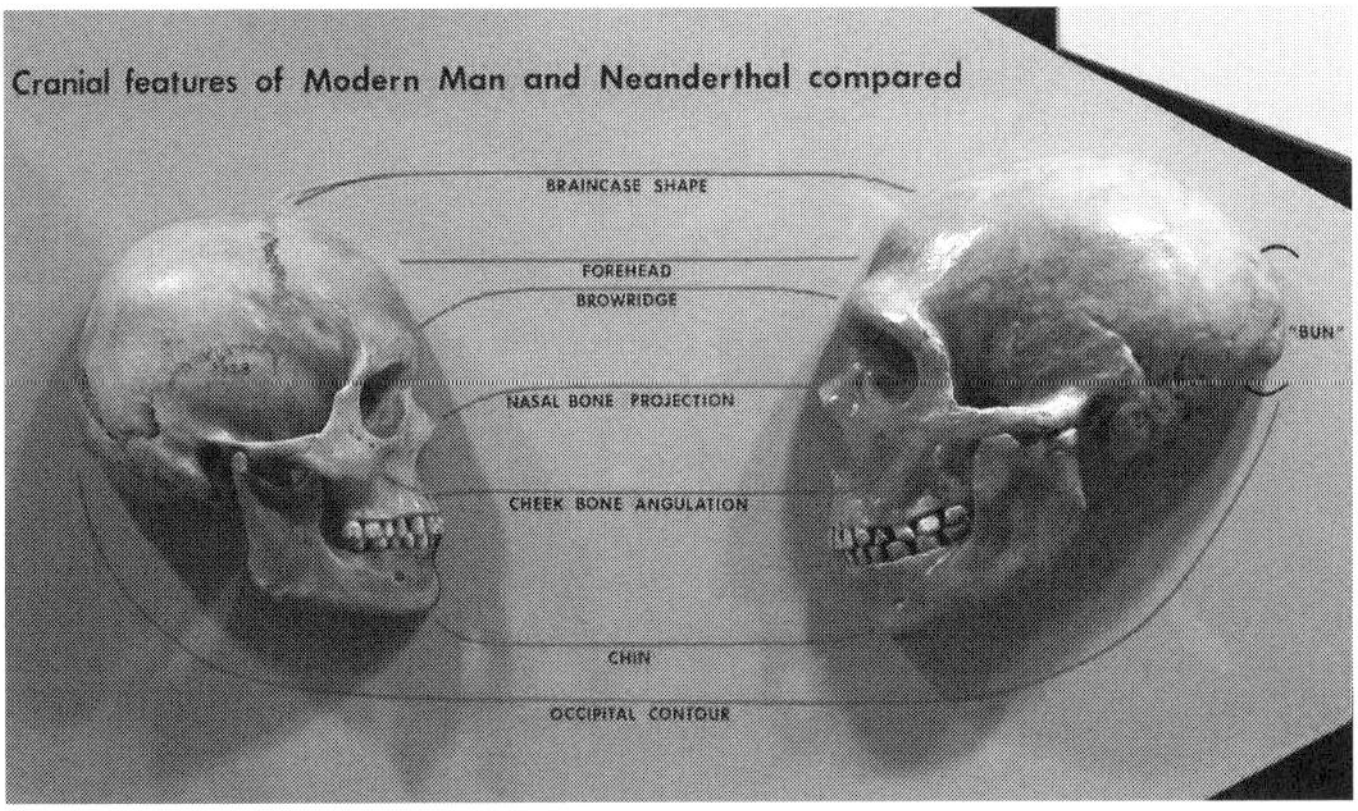

図5：ヒト（ホモ・サピエンス）とネアンデルタール人（ホモ・ネアンデルターレンシス）の頭蓋骨模型。
写真：hairymuseummatt。CC BY-SA-2.0。
（URL：https://commons.wikimedia.org/wiki/File:Sapiens_neanderthal_comparison.jpg）

とえばある薬剤の有効性であったり、人間やそれ以外の動物がある性質や能力を持っていることだったりします。

しかし、この証明ということと、人類史の研究の成果とは、非常に縁遠いのです。人類史の研究では、研究が進み、新しいデータが得られることで、これまで考えられてきた「定説」が覆ったり、あるいは、より詳細なあり様が判明したりします。そうして、この発見によりさらに研究が進み、今後「新しい定説」ができるかもしれません。そうすると、かつては新しかった発見が、いつの日か古くなり「挑戦」される側にまわることになります。そうしてできた新しい定説もやはり今後、さらなる新発見によって、「覆される」可能性があります。

具体例を挙げましょう。われわれヒト（ホモ・サピエンス）と、ネアンデルタール人とのあいだに混血があったかどうかは、人類史の研究で長く議論されてきているトピックです。ネアンデルタール人（学名はホモ・ネアンデルターレンシス）は、もっともヒトに近縁な絶滅した人類です。このネアンデルタール人とヒトとの交雑——異なる種のあいだでの交配と遺伝子の交流——は、古くからの論争の的になっていました。ヒトとネアンデルタール人は、頭蓋骨の形態が異なることが知られています。たとえば、ネアンデルタール人は眉毛のところが隆起しているし、ヒトには存在するおとがいがありません（図5）。

両者の中間的とされるような人骨も出土しており、研究者によっては比較的最近の混血の痕跡だと解釈しています。混血の可能性について、大きな影響力を持っていたのは、遺伝子データの解析でした。ミトコンドリアDNAの解析の結果、ヒトのミトコンドリアDNAの共通祖先の年代と、ネアンデルタール人とヒトの共通祖先との年代は大きく離れていると、当時ミュンヘン大学に所属していたスヴァンテ・ペーボ氏らは報告しました（Krings et al. 1997）。ペーボ氏らは交雑の可能性を留保していたようですが、この結果をもとに、その後長らく、ヒトとネアンデルタール人とのあいだの交雑はなかっただろうと、多くの研究者が考えていました。

しかし、２０１０年、ドイツのマックス・プランク研究所に移ったペーボ氏率いるグループが、ネアンデルタール人の全ゲノムの配列を決定し、ヒトとネアンデルタール人のあいだに交雑があったと主張しました（Green et al. 2010）。その理由は、アフリカの現代に生きるひとびと、アフリカ以外の現代のひとびと、ネアンデルタール人の遺伝子の配列を比較したときに、アフリカのひとびとには存在しないのですが、ネアンデルタール人とアフリカ外のひとびとには存在する遺伝子があることです。

その後、ネアンデルタール人や、その他の絶滅した人類であるデニソワ人の遺伝情報の解析が進み、今では逆に、多くの研究者が、かつて考えていたよりも多様な人類が地球上に同時に存在しており、交雑がおこなわれていたと考えています。このことは、骨の分析であったり、石器の見直しといった、遺伝子以外のデータの再検討も促しています。ペーボ氏は、ネアンデルタール人を含む古代ＤＮＡの解析で、２０２２年にノーベル生理学・医学賞を受賞しました。

そもそもの話をすれば、現在つぎつぎにさまざまな発見を成し遂げ、脚光を浴びている遺伝学を人類史の研究に応用する試みについても、ほんの50年ほど前には、懐疑の眼差しを向けられていました。当時の空気は、日本の自然人類学に遺伝の解析を持ち込んだ尾本恵市氏の著作からも窺えます。

研究成果が更新されるもうひとつの例として、ヒトとチンパンジーの分岐年代について取り上げます。先述したように、現在では、ヒトとチンパンジーの分岐は約700万年前だったと考えられています。古い推定値だと1000万年ほど前です。しかし、黎明期のタンパク質や遺伝データの解析では、500万年前と推定されていました（宝来 1997; Sarich & Wilson 1967)。「はじめに」で述べたように、現代的な知識では、ヒトとチンパンジーが共通祖先から分かれた後、もっとも古い人類であるサヘラントロプス・チャデンシスの年代が700万～600万年前でした。公平を期すために、1970年頃は、ヒトとチンパンジーを含む大型類人猿の分岐年代をめぐって、400万年前から3000万年前まで幅広い意見があり、その中では現代的な理解に近いことも申しそえておきます。とはいえ、後の研究で、遺伝子データの解析からこの分岐を300万年前とする推定を発表したグループもあります。それが、徐々に古くなっていって、現在は700万年前と推定されています。

現在では、形態や文化的情報も含めて、時に「遺伝子の解析結果に合わせる」と揶揄されることがあるほど、遺伝子データの存在感は増しています。しかし、こうした経緯があるため、遺伝子データの解析から得られた結果を「盲信」することに警鐘を鳴らす研究者もいます。

もちろん、こうした新しい結果が、人類史研究の最終的な結論にはなりそうにありません。たとえば、先述したスヴァンテ・ペーボ氏のグループと、その弟子であるデイヴィット・ライヒ氏が率いるハーバード大学のグループが、同じテーマに対して、違う結論を主張する論文を発表することもあります。もちろん、研究者が、手を抜いているわけではありません。解析の際の仮定が違ったり、発掘調査によって新しいデータが得られたり、あるいは新しい技術が開発されて、既存の資料から新しい情報が引き出せることによって、状況が大きく変わることがあるのです。広義の歴史を扱う分野で顕在化しやすいことではあるでしょうが、「科学」とよばれる多くの活動でも、多かれ少なかれ、当てはまる部分ではあります。実際に、科学コミュニケーションの分野においても、科学の「更新される」という側面を伝えることがむずかしいことが知られています。

そもそも、人類史の研究において、なにかひとつの結論が得られている問題はごくわずかです。ただ、どの仮説も等しく可能性がある、という状況でないのも確かです。さまざまな仮説があって、それぞれ、確からしさが異なっています。明らかな正解があることは少ないですが、それに比べれば、明らかな誤りを見つけることは容易である場合が大半です。その判断は研究者ごとに違いますが、それでも完全にばらばらというわけではなく、ゆるく合意がつくられているといえます。ですから、「白黒つける」というよりも、無数の「真っ黒な」仮説とともに、いろいろな仮説が、濃淡の違う灰色のどこかに位置しているイメージのほうが近いといえます。

しかしだからといって、学ぶ価値がないかというと、そんなことはないと筆者は考えています。先述した不確かさは、人類史の研究のみならず、医療でも、工学でも、すべての学問に大なり小なり共通する性質です。言い換えれば、われわれ人類の限界でもあります。完全な正解ではありませんが、しかし、明らかな誤りや、過度な単純化を避けることは、正解をさがすことに比べれば簡単です。

研究者のあいだで、「水からの伝言」や「江戸しぐさ」といった「ニセ科学」が批判されることがあります。研究者からは、そんな話が普及するとは思わなかった、とする意見もよく耳にします。そうした「ニセ科学」の普及であったり、それよりははるかにありそうですが、過去の通説が残り続けることへの対処に、人類史の研究者も無縁ではいられないでしょう。

「はじめに」で述べたように、人類史の研究が、直接的な利益に結びつくのかと問われると、筆者としては返答に困るところがあります。しかし、過去に、優生学やさまざまな差別に人類史の研究が使われてきたことを考えると、安易に「役に立ちません」と答えることも、責任を放棄することになるのではないかという気持ちがあります。

人類史の研究によって培われるとされる「人間観」が社会のなかでどのように働き、実際のふるまいや制度に結びついているのか、少なくとも筆者は自分が納得しきれるデータを持っていません。ですから、まだ留保している段階ではありますが、ともすれば素朴な自民族中心主義や優生学になびいてしまうリスクを考慮すれば、人類史の研究に社会がアクセスしやすいことは、一定の意味があると考えています。

何を、どのように語るか

人類史について書かれた本は、一定の人気があるのではないかと思います。とくに、いわゆる「大御所」によって書かれた通史は、人類史のさまざまなできごとを鳥瞰し、ひとつの切り口で説明する、爽快感を感じることができます。他方、膨大な研究の中から、紹介できるのはごく一部であるため、どうしても「チェリーピッキング」とよばれるような、自説に都合のよい結果だけを選ぶことになりがちです。同時に、幅広い範囲の研究をひとりで理解することも不可能であるため、どうしても誤りが含まれることになります。実際に、ジャレド・ダイアモンド氏やユヴァル・ノア・ハラリ氏といった日本でも人気のある書き手は、日本の専門家からは、枠組みにはある程度依拠することもありはしますが、事実の誤りを理由に、批判されることのほうが多い印象です。

事実の誤りがあることで、彼らの論考に価値がないかというと、そうとも言い切れません。大きな仮説を提唱することは、さまざまな分野でひとつの目的に向かった協働がおこなわれたり、批判の過程で新しい事実が見つかったりと、研究を活性化させる機能がありますす。後述しますが、筆者も手をかした格好になったことがあるので、自戒を込めて言いますが、論争が盛り上がると、業績が増えますし、注目も集められます。批判するにしろ、のっかるにしろ、それを通じてコミュニティ内の立ち位置が明確になることもあります。

ただ、これは専門家の知識生産の過程の話です。非専門家向けに流通する知識としては、また別の観点からみる必要があります。避けようのないことですが、過度に単純化したり、特定の枠組みに沿ったかたちで情報が発信されます。そしてそのことが、問題を引き起こすことがあります。

プレスリリースの失敗――受傷人骨をめぐって

ひとつ、筆者たちの苦い経験を紹介しましょう。２０００年代になって、「戦争は人類史において普遍的なのか」という問いが、人類学者や考古学者だけでなく、経済学者や言語学者まで巻き込んで議論されはじめました。その中で、論争を巻き起こした論文のひとつが、アメリカの進化経済学者サミュエル・ボウルズ氏によるものです。日本ではむしろ、マルクス経済学や不平等の研究で有名かもしれません。ボウルズ氏は、民族誌や考古学の報告書を調査し、人類の戦争による死亡率は通文化的に12～15％だと報告しました（Bowles 2009）。

南山大学（当時山口大学）の中尾央氏は、彼らの考古学データの調査方法に疑問を抱き、筆者を含む調査グループを率いて膨大な発掘調査件数を誇る日本を対象に、ボウルズ氏と同様の調査をおこないました。調査自体は単純です。発掘調査が終了すると、「発掘調査報告書」とよばれる、どういった遺物が出土したかといった、遺跡や調査の情報を記録した文書が出版されます。この発掘報告書を網羅的に調べ、縄文時代の出土人骨と、そのなかで傷があるもの（受傷人骨）の割合を計算しました。発掘調査報告書は、非専門家にとっては必ずしも読みやすいものではなく、当時は岡山大学の大学院生であった中川朋美氏（現南山大学）が活躍しました。

こうして計算された縄文時代の受傷人骨の割合は、1・8%でした（Nakao et al. 2016）。これをボウルズ氏がやったのと同様に、縄文時代の暴力による死亡率だとみなせば、ボウルズ氏が示した値よりも一桁小さいことになります。このような違いがおこった可能性のひとつは、日本の縄文時代が特異的に暴力の少ない社会であったり、暴力によって亡くなった人の骨が発掘されづらい環境であることです。ですが、より可能性の高い理由は、ボウルズ氏が網羅的に遺跡のデータにアクセスできなかったことです。

大量の受傷人骨が出土した遺跡は「有名」であり、非専門家による検索でも見つかりやすい一方、傷や豪華な副葬品といった目立つ特徴のない人骨が出土した遺跡は、専門家しか知らなかったり、資料を見つけることが難しかったりします。中尾氏と中川氏はのちに、ヨーロッパ中石器時代についても同様の調査をおこない、やはりボウルズ氏の調査よりも低い暴力による死亡率を報告しています（中尾・中川 2017）。

また、上の数値が、実際の先史時代の暴力による死亡率を正しく推定できているわけではないということにも注意が必要です。武器で殺されても、傷が骨に残らなかったり、戦闘で死んだ人が、発掘されづらい可能性もあるからです。ここで重要なのは、ボウルズ氏と同じ方法によって、ボウルズ氏の推定値よりもかなり低い値が得られたということです。

筆者にとって苦い経験となったのは、この研究の出版後です。「戦争はヒトの本能か」という注目を集めやすいテーマであったこともあり、山口大学と岡山大学からプレスリリースが出され、さまざまなメディアでも取り上げて頂きました。しかし、プレスリリースの受け取られ方は、筆者らが意図したものではありませんでした。

たとえば、「諸外国と異なり日本の縄文時代は平和だった」と取り上げられたことがありました。しかし、この1・8%という数字をそのまま殺人による死亡率に読み替えると、100人に2人ほど暴力によって殺されていることになります。現代の日本での殺人事件の発生件数は10万人あたり0・2〜0・4件で、直接的な対応はできないものの、大幅に低いことは間違いないでしょう。現代のわれわれの感覚からすると、縄文時代の殺人の発生確率は非常に大きな値であって、「平和」という言葉で形容するのは難しいように思われます。

加えて、この1・8%という数字を日本に特有のものとして捉えられてしまいました。自分の研究が、「日本は諸外国に比べて特異的に平和であった」という信念を強化することに与してしまったことは、今も大きな後悔としてあります。とはいえ、ボウルズ氏の仮説が研究者コミュニティの外でも存在感を増していくなかで、そこに反論を加えることには意味があったと思っています。

まわりみちをしましたが、研究成果の単純化された図式が、その背景をはなれて流通してしまうことはありますし、それは「ビッグヒストリー」や「グランドセオリー」であるほどそうでしょう。とはいえ、功罪さまざまあるなかで、ひとつの解決策がみつかるということはなさそうです。大惨事を避けつつ、多くの人がそれぞれのやり方でやるなかで、全体としてバランスをとっていくことになるのではないかと思います。歯切れが悪いですが、本書の内容もまた、偏ったものであり、限界があるということを念頭に置いて頂ければと思います。

本書で、結論の出ていない研究についても取り上げる理由には、社会の変化もあります。国内外の研究者コミュニティの変化について、報道されることも増えており、耳にされる機会もあるかもしれません。その中で、公金を使って得られた研究成果、たとえば論文を、無償で誰からもアクセスできるようにしようとする動向が、ヨーロッパを中心に始まっています。同時に、プレスリリースであったり、SNSで取り上げられることを、研究者や研究機関の評価にとりいれる動きもあります。研究成果にだれでもアクセスできるべきだという理念自体に反対するものではありません。心から賛成します。しかし、現実的な問題として、このことが、非専門家にとって、益だけをもたらすわけではないとも思います。先述したように、人類史の研究だけでなく、学術研究それ自体が、更新され続ける性質を持っています。加えて、研究活動には、意図するにせよしないにせよ、誤りが含まれています。もちろん、研究が蓄積すれば、長期的にはそうした誤りは取り除かれていく可能性が高いわけですが、一本の論文という短期的なスケールでは、そうすることもできません。筆者自身も「やらかして」しまいましたが、プレスリリースや報道が「盛られる」傾向もあります。研究者からメディアにお伝えする過程で、誤解が生じる可能性もあるでしょう。研究者のあいだでは必ずしも評価の高くない方が、メディアに登場し続けるような状況もあります。

もちろん、専門家は、先行研究のそれまでの文脈を知っていますから、個々の論文がどの程度信頼できそうか、完全に共通の見解を持つことは不可能にしても、少なくとも一定程度判断できます。しかし、学術を生業としていても、自分の専門外の分野の論文について、それができるわけではありません。

読者に判断を委ねられるということは、研究者としては責任から解放される側面もあり、理念への共感以外の理由からも歓迎する気持ちがないわけではありません。科学哲学者の戸田山和久氏は『「科学的思考」のレッスン』のなかで、「大衆」と「市民」の違いとして、「市民」は自分が公的なシステムの一部であり、自分たちがなにかをやらないと、システムがきちんと機能しないことを知っている、と述べています。そうして社会に「市民」が増えることで、新型コロナウイルス感染症への対応でもみられたように、専門家が過剰に責任を負わされることからも脱却できるかもしれません。

しかし、過保護や管理の傘の下から出た「市民」が、いきなり荒野に放り出されるしかないような状況になっているのではないかという疑念も拭えません。科学コミュニケーターの養成について、国の政策文書や研究者コミュニティで議論されていることはもちろん知っていますが、状況の変化に追いつけていないのではないかと感じています。ですから、緩衝材をつくっていくことが必要だというのが筆者の意見です。そして、こうした研究成果の不確かさに非専門家であっても向き合わなければならないのであれば、まだ結論の出ていないテーマについても紹介し、わからなさを共有することを、本書でまず試してみようと思いました。

真偽が不確かであっても、直感的に受け入れやすい仮説もあります。たとえば第4章で、東アジアの「集団主義」的な文化が、感染症への対抗として形成されたとする仮説について紹介します。新型コロナウイルス感染症の感染拡大が、東アジアの国々で抑えられていた時期には、北米やヨーロッパと比較した東アジアの特性が、感染抑制に効いている可能性が議論されました。そして、規則を守ることであったり、同調することのような、「集団主義」文化の要素が、その候補として挙げられました。

今回の新型コロナウイルス感染症のケースで、そうした要素が、もしあればですが、有効に働いたことがないとはいえません。ただ、より一般的な議論として、感染症と「集団主義」文化の関連が検討されましたが、今のところ、断定できる証拠はありません。しかし、それをもって、「社会の誤解を正す」という意図ではないことも申し上げたいと思います。誤りではないことと、まだ判断がつかないこととは区別されます。

諦観を受け入れる

新型コロナウイルス感染症の感染拡大後、さまざまな社会提言や、感染症についての書籍が出版されました。そこではさまざまなメッセージが発せられており、正直にお話しすると、そこに筆者が付け加えることがあるかどうか、大きな迷いがあります。ただ、それでも、なにか付け加えられることとして考え、筆者が本書を執筆する際に軸としたことについてお話しします。

批評家・作家の東浩紀氏が、『ホモ・デウス』や『サピエンス全史』で知られる歴史学者のユヴァル・ノア・ハラリ氏らを批判しています（東 2022）。その理由は、彼らが新型コロナウイルス感染症のパンデミック以前に、人工知能が人類の知性を超える「シンギュラリティ」が起こり、さまざまな困難を克服できるというビジョンを提示していたことです。

とくに『ホモ・デウス』では、飢饉や戦争、疫病を、人類がその歴史のほとんどで苦しめられてきたが、未来、それも現在から飛躍的な変化を必要としない、地続きの未来に、制御し克服できると述べています。なんなら、現在も「たいていうまく防ぐことができている」とも。この発言をどう捉えるべきかは難しいところです。日本に暮らすわれわれの素朴な感覚としては、同意できるところがあるかもしれません。

しかし、2003年に起こったSARS（重症急性呼吸器症候群）の感染拡大や2012年のMERS（中東呼吸器症候群）の事例、あるいは、アフリカでのエボラウイルス病の流行など、2019年から続く新型コロナウイルス感染症のパンデミックに規模はおとるかもしれませんが、大規模な感染症の流行はありました。ハラリ氏の著作は日本においておおむね好意的に受け取られることが多かったと記憶しています。「シンギュラリティ」についても、計算機科学の専門家だけでなく、人文学者によっても活発に議論されています。それが日本社会の楽観的な「空気」に下支えされていた可能性はあるかもしれません。

筆者自身は、序章で述べたこととも関係しますが、長い時間スケールを対象とする学問を専門としているため、ある意味では保守的に、人類やその社会はそう簡単には変わらないのではないか、と考えているというのが正直なところです。しかし、もしそうだとしても、いまになって人類史の事例を持ち出し、賢《さか》しらに語ることにも、いささか罪悪感をおぼえます。それは、後出しで別の「空気」に乗っかるだけ、ということになりかねません。

過去を知るということについても、新型コロナウイルス感染症のパンデミック後には、感染症の歴史であったり、あるいはこれまでの楽観論とは反対に、危機に関しての本が出版されたり、翻訳される傾向が増しているように思います。たとえば、ニーアル・ファーガソン氏の『大惨事（カタストロフィ）の人類史』などが代表例でしょう。こうした本が、もう十分に役割を果たしているのではないかと思います。

しかし、それでも、です。後出しでずるいと思いつつも、そうした著作につけ加える、あるいは再度強調する価値があるのは、平時にも災害の芽があり、それが顕在化するのを防ぐための努力を続けている人がいるということです。そうした努力によって、災害による被害が顕在化したり、深刻化することが防がれています。筆者が住む東北地方は、東日本大震災によって甚大な、本当に甚大な被害を被りました。地震は今後も起こるため、防災のためにも、そのときの記憶を引き継ぐためのさまざまな試みがおこなわれています。

しかし、リソースの不足を中心的な要因として、記憶の継承のための事業のうち停止されるものが出てきたり、そもそも災害の記憶が「薄れてきている」という声が上がりはじめています。災害の記憶が途絶えれば、危機を未然に防ぐための努力は、さらにみえづらくなるでしょう。そうしたみえづらい努力を、みえるようにするために、危機について語り続けることには意味があると思っています。

システム生物学者の上田泰己氏が、「プロフェッショナル 仕事の流儀」というテレビ番組で取り上げられたときに、「科学はなんのためにあるのか」という質問に対し、「欲求をかなえること」とともに「諦めさせること」と答えていました。この番組をみたのは筆者がまだ学生の頃で、後者についてはあまりピンときませんでした。

ただ、年を重ねるにつれて、「諦める」ことが、実はなにかをするときの重要な一歩になりうることを実感するようになってきています。新型コロナウイルス感染症にしろ、あるいはその前の東日本大震災にしろ、自分ができることで貢献したい思いが先走り、学者が専門外の領域で声高に叫んだり、無理筋な提案をすることも多々ありました。政治や行政と連携して献身を続ける研究者が数多いことも知っていますが、同時に振り回してしまった事例もありました。現状から一歩、前に進むには、科学技術にしろ、政治にしろ、まずは万能の解決策たる「銀の弾丸」はないのだという諦観を受け入れることが必要なのだと思います。

自分が、何十年にもわたる他分野の研究の蓄積を、ほんの数ヶ月で乗り越えられるといった幻想を諦めること。リソースの多寡を機知と労働時間で乗り越えられないこと。個人や組織が常に最効率で動くことはできないこと。当たり前のことを言っている自覚もありますが、しかし、だれもが一生懸命生きているのだという前提を共有できなくなり、その当たり前を他者に向けられなくなっているのではないかというのが、筆者の印象です。人間に限界はないのだという希望が道を拓くことはあるでしょうが、本書はむしろ、諦めることで違う道を探せるという立場にたちたいと思います。

おそらく、危機を防ぐための努力の多くは、ひとつひとつは小さくみえるのだと思います。しかしそれが、積み重なったり、つながったりして、完全にではないですが、大きな効果にむすびつきうる——そうした見方をするためには、人類が危機を克服したのだという楽観や、どこかに存在するかもしれない銀の弾丸を探すことを諦めなければなりません。人類史の研究が社会に影響を与えるやり方も、無数の小さい効果が重なったり連鎖しているのだと思います。そのために、まずはいったんわかりやすい答えに安住するのを諦めたいと思います。先程、理論や数理モデルが、社会を変化させる「力」のメカニズムを明示化するというお話をしました。このことは、課題を議論のリングに上げることや、ある「力」が働きつづけることを受け入れることを助けてくれるでしょう。

その一例として、本書を通じて、同じ社会環境が、蓄積的文化進化と感染症の蔓延の両方を促進することをお話しします。もちろん、ある一時期に一方が抑えられることもあるでしょうが、「力」は働き続けています。ですから、蓄積的文化進化の恩恵を享受することと、感染症の脅威とは、トレードオフの関係にあります。

本書における筆者の語り方が、ともすれば抑圧的に働く可能性があることも認識しています。そのときは揺り戻しとして、できれば後進の誰かが批判してくれることを望んでいます。

■参考文献

東浩紀（2022）「訂正可能性の哲学2、あるいは新しい一般意志について（部分）」『ゲンロン』13、39－103頁。
梅棹忠夫（1967）『文明の生態史観』中央公論社。

門脇誠二（2016）「揺らぐ初期ホモ・サピエンス像 出アフリカ前後のアフリカと西アジアの考古記録から」『現代思想』２０１６年5月号（特集 人類の起源と進化――プレ・ヒューマンへの想像力）、１１２－１２６頁。

慶應義塾大学教養研究センター・赤江雄一・高橋宣也編（2019）『感染る：生命の教養学14』慶應義塾大学出版会。

戸田山和久（2011）『「科学的思考」のレッスン 学校では教えてくれないサイエンス』ＮＨＫ出版。

中川朋美・中尾央（2017）「戦争と人類進化―受傷人骨の視点から」中尾央・松木武彦・三中信宏編『文化進化の考古学』89－１２４頁、勁草書房。

宝来聰（1997）『ＤＮＡ人類進化学』岩波書店。

Bowles, S. (2009). Did warfare among ancestral hunter-gatherers affect the evolution of human social behaviors? *Science*, 324(5932), 1293-1298.

Cavalli-Sforza, L. L., & Feldman, M. W. (1981). *Cultural transmission and evolution: A quantitative approach*. Princeton University Press.

Dawkins, R. (1976). *The selfish gene*. Oxford University Press（＝日高敏隆・岸由二・羽田節

子・垂水雄二訳 2006『利己的な遺伝子』紀伊國屋書店）
Ferguson, N. (2021). *Doom: The politics of catastrophe.* Penguin UK.（＝柴田裕之訳 ２０２２『大惨事（カタストロフィ）の人類史』東洋経済新報社）
Green, R. E., Krause, J., Briggs, A. W., Maricic, T., Stenzel, U., Kircher, M., ... & Pääbo, S. (2010). A draft sequence of the Neandertal genome. *Science,* 328(5979), 710-722.
Henrich, J. (2015). *The secret of our success.* Princeton University Press.（＝今西康子訳 2019『文化がヒトを進化させた 人類の繁栄と〈文化－遺伝子革命〉』白揚社）
Krings, M., Stone, A., Schmitz, R. W., Krainitzki, H., Stoneking, M., & Pääbo, S. (1997). Neandertal DNA sequences and the origin of modern humans. *Cell,* 90(1), 19-30.
Kucharski, A. (2020). *The rules of contagion: why things spread--and why they stop.* Basic Books.（＝日向やよい訳 2021『感染の法則：ウイルス伝染から金融危機、ネットミームの拡散まで』草思社）
Mesoudi, A. (2011). *Cultural evolution.* University of Chicago Press.（＝野中香方子訳 2016『文化進化論：ダーウィン進化論は文化を説明できるか』ＮＴＴ出版）
Mesoudi, A., & Thornton, A. (2018). What is cumulative cultural evolution? *Proceedings of the*

Royal Society B, 285(1880), 20180712.

Nakao, H., Tamura, K., Arimatsu, Y., Nakagawa, T., Matsumoto, N., & Matsugi, T. (2016). Violence in the prehistoric period of Japan: The spatio-temporal pattern of skeletal evidence for violence in the Jomon period. *Biology Letters*, 12(3), 20160028.

Sarich, V. M., & Wilson, A. C. (1967). Immunological time scale for hominid evolution. *Science*, 158(3805), 1200-1203.

Shin, J., Price, M. H., Wolpert, D. H., Shimao, H., Tracey, B., & Kohler, T. A. (2020). Scale and information-processing thresholds in Holocene social evolution. *Nature Communications*, 11(1), 1-8.

第2章

社会の「複雑化」と感染症

前章で、人類史において、感染症はずっと脅威であり続けてきたと書きました。本章では、人類史における社会の複雑化を概観しつつ、感染症の脅威について紹介します。社会の複雑化とは、人口の増加や、階層の出現と発達といった、社会を特徴づける要因の変化を指します。狩猟採集社会とくらべて、人口の増大や階層化を経た「国家」に近いほど、複雑であるとみなされます。感染症が人類に与えてきた脅威については、すでに数多くの書籍が出版されています（石 2014; 山本 2011; McNeil 1976）。そこで、個別の感染症について詳細に取り上げるよりも、大まかな動向について紹介することにします。

重要なのは、社会の複雑化が進行するほど、感染症の流行は大規模になっていくことです。その理由は、前章でも紹介したように、ヒトとヒトとの接触が大規模になるほど、感染症が蔓延しやすい環境になるからです。まずは、人類史の大半を占める、狩猟採集社会からはじめましょう。

▼▼▼狩猟採集民

人類史の大半において、ヒトの生業は狩猟採集でした。そして、ひとところに留まらず、数家族からなる10～50人ほどのグループで、遊動する生活を営んでいたと考えられています。現在も、狩猟採集を主な生業として生活している社会があります。こうした社会は、かつては旧石器時代から変わらない生活を続けているひとびとだとみなされていました。

しかし、現在では、多くの研究者が、現在と先史時代の狩猟採集民のくらしは、どの程度かは議論がありますが、異なるものだったと考えています。いくつか理由がありますが、大きなものとして、現在の狩猟採集民は、近隣の農耕民との交換や協力が、生活のなかで重要な位置を占めているからです。また、現在の狩猟採集民のなかには、比較的最近まで、農耕民だった集団がいることが、遺伝データの解析から示唆されています（Oota et al. 2005）。現在の狩猟採集民と先史時代の狩猟採集民とを「同一」とみなす立場を「伝統主義」、「異なる」とみなす立場を「修正主義」とよびます。

この伝統主義と修正主義の論争が、１９８０年代の後半から激しくなりました（池谷 1996）。日本では、「カラハリ論争」ともよばれます。議論の中心となった対象のひとつが、カラハリに住む「ブッシュマン」とよばれるひとびとだからです。今日では、「修正主義」の立場をまずは前提とする研究者が多数派といってよいかと思います。それはしかし、現在と先史時代の狩猟採集民のあいだに、共通性がまったくないといっているわけでもありません。差異があることを認識したうえで、慎重に先史時代の狩猟採集民の活動を復元する手がかりを探したり、理論を批判する手がかりとして使うようにスタンスが変わっているということです。

遊動型の狩猟採集社会の特徴のひとつとして、平等主義的な傾向が強調されます。集団によりますが、狩猟によって得た獲物は分配されますし、自分がほかの誰かよりも優れているとする発言も戒められます。

ヒトが平等主義的な心理的傾向を持っているという研究もありますが、遊動型狩猟採集民のこの平等主義的な社会は、規範やシステムによって努力して維持されているものとする考えもあります（寺嶋 2011; Boehm 2012）。定住や農耕の開始、国家の登場などは、社会のさまざまな格差の拡大を伴っていますが、遊動型狩猟採集民が平等であったとする想定が、格差の拡大を論じる際の出発点になります。

もうひとつ、狩猟採集民の研究について触れておかなければならないのが、狩猟採集民はずっと、「われわれ」の社会の位置づけを決めるための、ある種の「道具」として使われてきたということです。『社会契約論』で有名なフランスの思想家ジャン＝ジャック・ルソーは、『人間不平等起源論』で、人間の「自然状態」から当時の「現代」社会への道筋を描きます（ルソー 1972）。もともとは無垢で純粋な人類によって営まれる平等な社会が、技術や社会の「発展」により、争いや不平等が生まれた、というのです。こうした見方は、「高貴な野蛮人」や「平和な野蛮人」として類型化されています。余談ですが、フランスの文化人類学者レヴィ・ストロースは、「人類学の創始者ルソー」という論文を書いています（山口2000）。

それとは反対の視点もあります。「進化主義」「社会進化論」とよばれますが、人類社会が、「野蛮」「未開」「文明」のような、同じ「発展段階」を経由して「進化」するという考えです。どの社会も同じルートを通って「発展」すると想定するため、この考えのもとでは、空間的な社会の多様性が序列化され、「劣っている」とみなされた社会は、「進んでいる」とみなされた社会が過去に経由してきた段階だとみなされます。

第1章でも取り上げましたが、これはダーウィン的な進化の考え方とは異なっています。自然人類学者の井原泰雄氏は、現代生物学からすると、「社会進化論」における進化が指すのは、むしろ幼虫がさなぎになり羽化して蝶になるような「変態」だと述べています（井原2017）。ともあれ、こうした「社会進化論」の見方からすると、狩猟採集民は理想状態からはほど遠く、場合によっては、「啓蒙」し「教化」する対象となります。

狩猟採集民にいだくイメージは、「文明」側の社会を慰撫したり、逆に批評したりするための道具としても使われてきました。先述した「高貴な野蛮人」は、現在でも繰り返される「文明批判」の原型のひとつといってよいでしょう。さまざまな道具や社会環境によって「若いものが堕落している」とか、「昔はよかった」とか、あるいはヒト以外の動物を理想化するような言説と、地続きの部分もあるかもしれません。発展段階論的な見方をして、ほかの社会や、あるいは自分が属する社会を持ち上げたり、逆に劣っているものとしたりすることもあります。どちらにしろ結局、自他の社会をなんらかの序列のなかに位置づけ、望ましい変化の方向を定めることに使います。どちらの見方も、社会批評として使われ、実際に説得力を持つ場面があるようです。このことは、人類史の研究の価値といってもよいかもしれませんが、意図するにせよせざるにせよ、差別に結びつきかねない副作用も大きい方法だということも念頭においておく必要があります。人類史について書かれた本を、こうした二つの視点から分類してみることも可能かもしれません。

狩猟採集生活をしていても、感染症と無縁ということはありません。そもそも、チンパンジーやゴリラといった大型類人猿も、結核などの感染症にかかります。感染症に罹患《りかん》してしまうと、その影響が致死的である場合も少なくありません。2020年に、新型コロナウイルス感染症の感染拡大を受けて、筆者が所属しているものを含む複数の国際学会で、狩猟採集民を含む小規模社会への感染を防ぐために、新型コロナウイルスに関する情報を届ける試みがおこなわれました。小規模社会のひとびとに伝える情報とそれを現地の言葉に翻訳したものなどがウェブサイト【1】にまとめられ、公開されています。

感染症の規模や脅威をどのように測るのかは難しい問題です。たとえば、感染の規模を、感染者の数で測る場合もあれば、国や自治体といった集団を決めて、その中での感染者の割合で測る場合もあります。前者は、人口が多い集団であるほど多くなりがちです。ですから、新型コロナウイルス感染症のデータを提示する場合も、10万人あたりの感染者数といったかたちで、人口が同じだと仮定した場合の感染者数を使う場合もあります。

感染しても健康に大した害がなければ脅威とはみなせないので、感染した場合の死亡率で脅威の指標とする場合もあります。狩猟採集民の社会では、いったん感染した場合の致死率は高くなった可能性がありますし、一緒に遊動生活を営んでいる、10人から数十人内の感染率は高くなった可能性があります。しかし、感染者数は、生活をともにしている集団を超えて広がることは少なかったと考えられるため、それほど多くならなかったのではないかと想定されています。普段ともに生活している集団を超えた接触は、さほど頻繁ではなかったと考えられているからです。

したがって、仮に非常に致死的な感染症であったとしても、ある集団が全滅するだけで、他の集団に感染が拡大することは、皆無とはいえないでしょうが、頻繁でもなかったと考えられています。また、致死率が高ければ、集団の全滅が起こりやすくなります。感染が起こるためには、感染した個体が死ぬ前に感染していない個体と接触する必要がありますので、他の集団に感染が拡大することを妨げることになります。ただ、遠隔地との交流がなかったわけでもありません。旧石器時代から、遠隔地の素材やビーズなどの装飾品を交換してきたことが示唆されているからです（池谷 2020）。

狩猟採集民については、現代にしろ、旧石器時代にしろ、膨大な研究の蓄積があり、その技術の発展であったり、環境や社会の変化にどのように対応しているのかなど、興味深い事例がたくさんあります。しかし、本書のテーマのひとつは感染症ですので、次のトピックにうつりたいと思います。

続いて登場するキーワードは「定住」です（西田 2007）。その字の通り、定住は、ひとところに留まって生活することを指します。しかし、「定住をしているか」「定住をしていないか」にはっきりと区分できるわけではなく、どのくらい頻繁に移動するかという、量的な変化になります。定住と農耕とを「パッケージ」として扱う考え方もありますが、農耕、つまり栽培化や家畜化の証拠よりも、定住の証拠のほうが早い時期に現れます。社会の複雑化の研究において、モデルとされてきた地域が西アジアです。

その西アジアで、ナトゥーフ文化とよばれる定住型の狩猟採集社会が登場したのが約１万5000年前、農耕が開始されたのが約1万1000年前だと考えられています。どのようなものが定住の証拠とみなされるかというと、ひとつには、季節性のある動物や植物が、継続して出土するかどうかがあります。春にしかとれないもの、夏にしかとれないもの、秋にしかとれないもの、冬にしかとれないもの、それらが連続して一箇所から出土すれば、継続してその場所に住んでいた証拠とみなせる、ということです。

考古学者の小林達雄氏は、縄文時代のひとびとが各季節に何を食べていたのかを「カレンダー」としてまとめています（小林 1996）。日本の縄文時代も、おそらく地域差・時期差は大きかったでしょうが、定住の傾向が強い狩猟採集民だったと考えられています。また、食料の貯蔵の痕跡も、定住の証拠だとみなされます。

定住によって、社会は大きく影響を受けます（西田 2007）。まず、自分が嫌いな相手や、喧嘩をした相手と、離れるのが難しくなります。現在の狩猟採集民も、共同体内部でいさかいが起こりそうな場合、そこから離れる、分散する、という選択肢をとることが知られています。また、ゴミや排泄物、さらには共同体のメンバーの遺体をどう扱うかについても、居住地の近くに溜めておいたのでは不衛生で病気の発生源になりかねません。日本の縄文時代の貝塚も、こうしたゴミ捨て場だったと考えられています。しかし、貝塚から人骨が出土することもあるため、貝塚を現在の日本社会での「ゴミ捨て場」という言葉から受けるイメージと、直接的に対応させることは誤りかもしれません。

定住した共同体のうち、おそらくさまざまな試行錯誤を経て、農耕が開始されます。もう少し具体的にいうと、栽培化と家畜化です。どちらも英語ではdomesticationとよびます。ヒトが生物の生殖活動に介入することで、ヒトにとって都合のよい性質を選抜することです。

農耕は、世界のいくつかの地域で独立に起源したとする考えが有力ですが、そのきっかけや発展の仕方は地域ごとに多様性に富み、包括的な説明はまだありません。というよりも、研究史の初期にあったシンプルで普遍的な説明が、データが蓄積されるにつれて、実状に合わないことが明らかになっていたというほうが正確です。

農耕の開始と感染症

農耕の開始によって人口が増加し、都市がつくられ、ついには国家が誕生する――歴史の教科書で学んだことがあるストーリーではないでしょうか。このストーリーの大枠をつくった研究者として、真っ先に名前が挙がるのが、ロンドン大学で教鞭をとった考古学者のゴードン・チャイルドです。彼は、「農耕革命」と「都市革命」という、人類史上の二大革命を主張しました。農耕によって「進歩」が駆動され、ついには都市の誕生という2番目の革命に結びつくというのです。

この物語は、実際をかなり単純化させたものになっています。現在では、農耕が人口増加に結びつくまでには、紆余曲折あったと考える研究者が多数派です。農耕が、長期的にみた場合に、人口増加に寄与していないといっているわけではありません。最終的には、われわれが住んでいるような、人口の多い工業化社会が生まれる端緒になったと、やはり多くの研究者は考えています。

しかし実際には、農耕の影響は多面的で、人口の増加に寄与した部分もあれば、逆に減少させたり、社会の不安定化に結びついた部分もあります。そうした多面的な効果を合計した結果、ある社会では人口増加への「負」の影響がまさり、また別の社会では「正」の影響がまさったと考えられています。

農耕と人口動態の関係の研究をリードしている研究者のひとりが、ロンドン大学のスティーブン・シェナン氏です。シェナン氏は、「進化考古学」や「ダーウィン考古学」という、ダーウィンのコンセプトに基づいた文化進化を考古学にとりいれた研究でも知られています。シェナン氏の研究の対象はヨーロッパです。農耕の起源地の候補には、最古の農耕の証拠が見つかっている西アジアのほか、アフリカ、中国、新大陸、ニューギニアなども含まれます。ヨーロッパは農耕の起源地ではなく、起源地のひとつである西アジアから東ヨーロッパへ、8500年前までに農耕が伝わったと考えられています。

西アジアは、旧石器時代のヒトとネアンデルタール人との交替劇の舞台となったシリアやレバノンを含むレヴァント地方、農耕起源地の有力な候補地である「肥沃な三日月地帯」、最古級の都市を擁しており、ヒトの出アフリカから国家の形成まで、人類史上の画期とされるイベントが幾度も起こってきた地域です。ヨーロッパには、その西アジアから農耕が伝わったとされていますが、農耕の到来後、人口密度が激しく振動するパターンを示していることを、シェナン氏のグループは報告しています（Shennan et al. 2013）。

シェナン氏のグループが解析したのは、発掘されて得られた考古資料に付着している炭化物などから得られた炭素年代のデータです。これらは人類の活動の痕跡ですので、統計的に

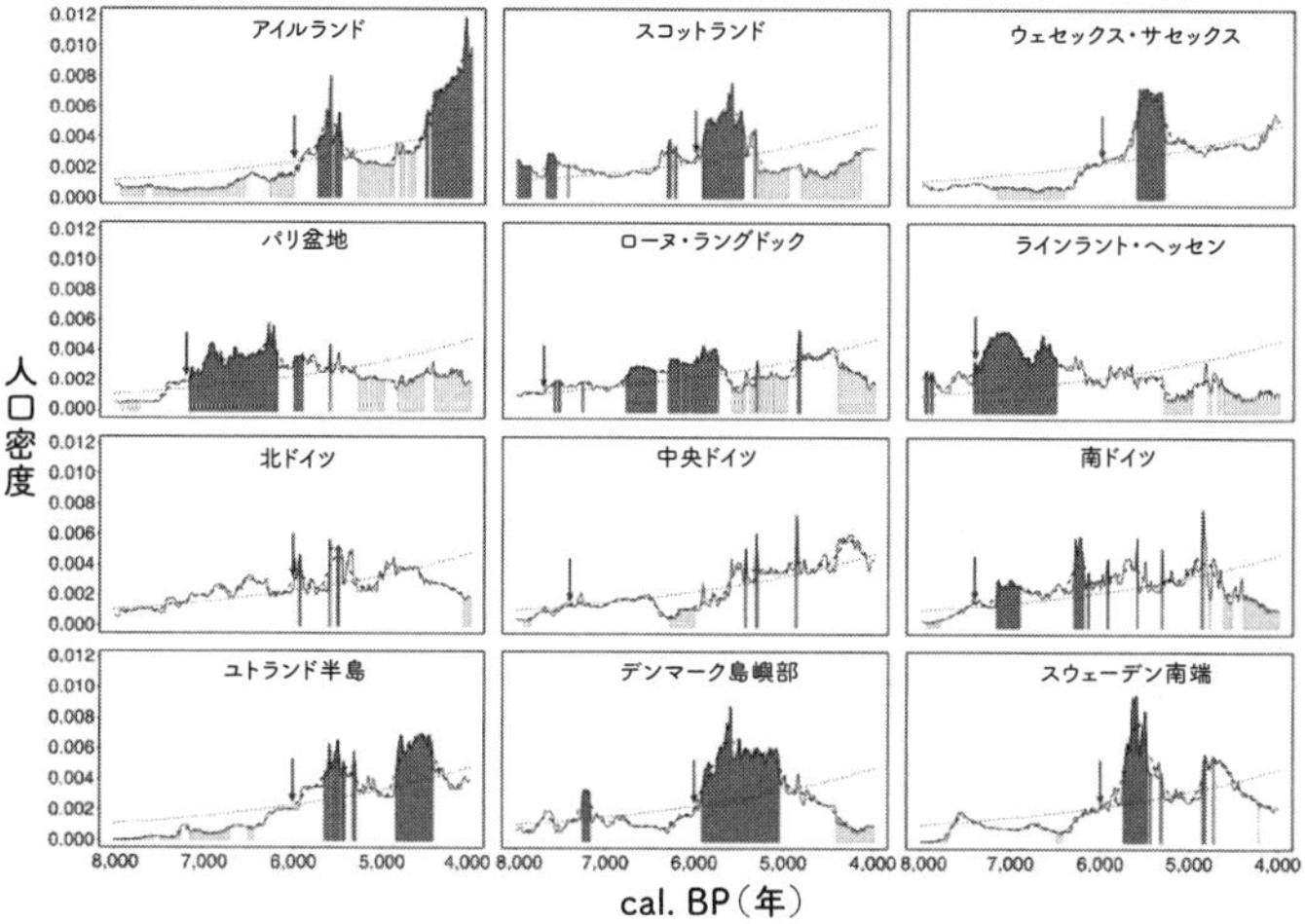

図1：農耕導入後のヨーロッパの人口動態。横軸が時間、縦軸が人口密度の推定値。矢印は農耕の到来時期をあらわす。濃い色と薄い色で塗り分けられている区間は、安定した人口増加を仮定した場合に比べて、大幅に人口が上回っている・下回っている区間を示す。Shennan et al. (2013)を改変。

処理することで、人口変動を表す指標として用いることができます。こうして推定された人口動態について簡単に説明します。まず、農耕の到来直後に多くの地域でみられたのは、以前と比較すると大幅な人口増加でした。しかし、そうした人口増加が長続きすることはなく、その後にみられたのは、大幅な人口増加と人口減少が起こる、不安定なパターンでした（図1）。

大規模な変化が起こったときに、まず原因として疑われるのが環境変動です（中塚2022）。シェナン氏のグループも、気候変動が人口変動の原因ではないかと疑い、両者の関係を調べましたが、そこに明快なパターンを見つけることはできませんでした。

このことは、気候変動がある時期のある地域で起こった人口増加や人口減少の原因であったことを否定するわけでも、気候変動が当時の社会に影響を及ぼさなかったことを意味しているわけでもありません。なにかしらの方法でうまく対処したために、気候変動の人口動態への影響が顕在化していないだけかもしれないからです。

とはいえ、気候変動だけから人口動態のパターンを説明できないこともまた事実です。シェナン氏のグループは、ほかにもいくつかの可能性を挙げています。たとえば、人口が持続可能なレベルを超えてしまったこと、土壌の栄養が枯渇してしまったこと、ごく少ない種類の穀物や家畜に依存しすぎたこと、感染症の蔓延などです。

農耕と人口増加に関する研究では、シェナン氏のグループに代表されるように、なんらかの指標を使うことで、定量的な議論がおこなわれています。そうすることで、近年では、農耕の発明や到来後の先史時代の人口増加率を、もちろん推定値ではありますが、計算することができるようになっています。そうした結果、長期的な人口増加率も、かつて考えられていたよりは低かった可能性が高まっています。ロバート・ケリー氏のグループは、出版された世界各地の農耕による長期の人口増加率の論文を集め、1年あたりの人口増加率がおおむね0・02〜0・08％、おそらく多くの場合0・04％ほどであることを報告しています

(Zahid et al. 2016)。

新型コロナウイルス感染症に関連して、「指数関数的成長」という言葉が注目を集めました。人口増加も、同じく指数関数的に起こるので、計算してみたいと思います。たとえば、増加率が0・02%なら、100人の集団が、100年後には724人になります。0・08%なら、100人の集団が、100年後には21万9976人になります。そして、ケリー氏らは、先史時代の農耕民の人口増加率は、北アメリカのほぼ同時代に狩猟採集生活を営んでいたひとびとの人口増加率と同程度だと主張しており、農耕が人口増加率に及ぼす影響について疑義を呈しています。とはいえ、これは長期的なトレンドで、短期的には1%を超える人口増を達成した農耕民集団もあったようです。

日本の弥生時代研究も、研究の進展により、筆者がこどものころに歴史の教科書で学んだ内容とは、大きく変わってきています。その一因は、放射性炭素年代測定です。弥生時代の開始年代は、紀元前5世紀ごろだと考えられていました。しかし2000年代のはじめに、国立歴史民俗博物館のグループが、土器に付着する炭化物の解析結果を報告しました。それは、弥生時代の開始時期が約500年遡るというものでした。

この結果は、研究者たちに驚きをもって迎えられました。この結果を懐疑的にみる研究者も数多くいましたし、現在もすべてのデータが完全に整合的というわけではないようですが、弥生時代の開始年代を紀元前7～10世紀とすることが多くなっています。仮に、開始年代が500年遡ると、人口の増加率の推定も変わることになります。少し古い推定値ですが、小山修三氏が計算したものを使います（小山 1984）。

これによれば、縄文時代の終わりの人口の推定値が約8万人、弥生時代になると60万人と推定されています。弥生時代の終わり、つまり古墳時代の開始は3世紀の中頃です。開始年代が紀元前10世紀だと、ざっくり1200年、紀元前5世紀だとざっくり700年です。きちんと指数増殖の式、

$$N=N_0 e^{rt}$$

を使って推定することにしましょう。Nを弥生時代の終わりの人口、N_0を縄文時代の終わりの人口、rを増殖率、tを時間とします。弥生時代の開始が紀元前10世紀だとすると、

$$600000=80000e^{r\times 1200}$$

なので、r=0.0017で、０・17％となります。
弥生時代の開始が紀元前５世紀だとすると、

$$600000=80000e^{r\times 700}$$

を解いて、r=0.0028で、０・28％となります。弥生時代の開始年代によって、その数字は大きく変わることになります。移住の影響も大きいため、さきほど紹介した研究の増加率と直接比較はできないことに注意が必要です。

また、東北地方で最古級の水田がみつかっている青森県の砂沢遺跡の年代が、紀元前４００〜３００年頃だと考えられています。したがって、弥生時代の開始年代が紀元前５世紀だとすると、１００年足らずの時間で、日本列島のほぼ全域に急速に拡散したということになります。しかし、弥生時代の開始年代が紀元前10世紀なら、６００〜５００年かけて、徐々に広まっていったことになります。

「弥生時代の開始」と、これまで素朴に記述してきましたが、「弥生時代」に入ったからといって、みんなが一斉に稲作を始めたわけでもないでしょう。むしろ日本列島に、稲作を営むひとびとと、狩猟採集を主な生業とするひとびとが、共存していたと考えるほうが妥当でしょう。弥生時代のひとびとが何を食べていたのかを分析すると、その結果は多様であり、全体としては、必ずしも米ばかり食べていたわけではなさそうです（谷畑 2016）。

また、近畿以東では、「弥生時代」になっても「縄文時代」の祭祀の道具が出土することがあります（寺前 2017）。東北地方では、縄文のついた弥生土器がみつかります。このことは、「弥生文化」をまるごと受け入れたり、北部九州の「典型的」とされる弥生文化の担い手が、在来のひとびとを置換していった事例だけではないことを示唆しています。実際に、「弥生文化」の多様性に関する議論が、考古学者を中心に続けられています。おそらく近いうちに、「弥生文化」の時空間的なモザイク構造について、われわれはよりはっきり知ることができるでしょう。また、ひとつの集団が、どの程度の規模で暮らしていたのかもおそらくさまざまだったと考えられています。30〜50人ほどの集落もあれば、１０００人以上が居住していた当時の中核的な集落もあったと考えられているからです。

農耕をとらえる視点は多岐にわたりますが、ひとつは、「ニッチ構築」があります。ニッチ構築というのは、生物が環境を改変し、環境からの影響を変化させることです。ビーバーの巣作りが、生物学における典型例とされます。ヒトは、さまざまな生物のなかでも、このニッチ構築の能力が卓越していると考えられています。農耕は、自然環境を作り変える行為です。動植物を、その生殖に介入することで自身に都合のよいようにつくりかえますし、田畑をつくることは環境の大きな変化です。ニッチ構築は、もちろん構築する主体に有利なものが想定されますが、必ずしもそうではありません。たとえば、ヤムイモ栽培は、付近に蚊が繁殖するための水たまりを増やすことで、マラリアを蔓延させます。農耕の開始にともなう感染症の蔓延を、ニッチ構築がもたらす健康への負の影響としてとらえることもできます。

▼▼▼農耕がもたらした「負」の影響

ここからは、農耕がもたらしてきた負の効果についていくつか紹介したいと思います。まずはシェナン氏の研究に戻りましょう。この研究では、農耕の開始期には、必ずしも安定した人口増加が達成できなかったことを示し、その原因として、人口が持続可能なレベルを超えてしまったこと、資源が枯渇してしまったこと、ごく少ない種類の穀物や家畜に依存しすぎたこと、感染症の蔓延などを可能性として提示したのでした。

その後、現在のイギリス、スカンディナヴィア、オランダといった北西ヨーロッパを対象とした研究で、シェナン氏らは、この地域では人口減少と穀物生産の減少が同時期に起こっていることを示しました（Colledge et al. 2019）。これは、土壌の生産力が落ちたことを示唆しており、シェナン氏らは、人口増加と土壌に負担をかける農耕の方法が、こうした状況を招いたのではないかと議論しています。

近年、さまざまな資源を私有ではなく、社会によって管理される「コモンズ」とすることで、持続可能な成長をめざせる、とする考えが広がっています。しかし、誰もが自由に利用できる資源については、「コモンズの悲劇」が起こりやすいことが知られています。「コモンズ」をどのように持続可能に運営しているのか、多くの研究があります（Ostrom 1990）。そうした研究は、多くの失敗例をデータとしているため、逆説的に、運営の困難さを示唆しています。おそらく、先史時代のひとびとも、コモンズを運営する困難に直面し、失敗して滅んだ集団もあったでしょう。多様な試みがあったなかで、今残っているものだけを眺めている可能性があることには注意が必要です。

農耕社会の崩壊の要因のひとつである、少ない種類の食物に依存することの危険性を、農耕社会ではありませんが、日本の縄文時代の研究から示唆する研究者もいます。カリフォルニア大学バークレー校の考古学者羽生淳子氏は、青森県の三内《さんない》丸山遺跡を対象に、この課題

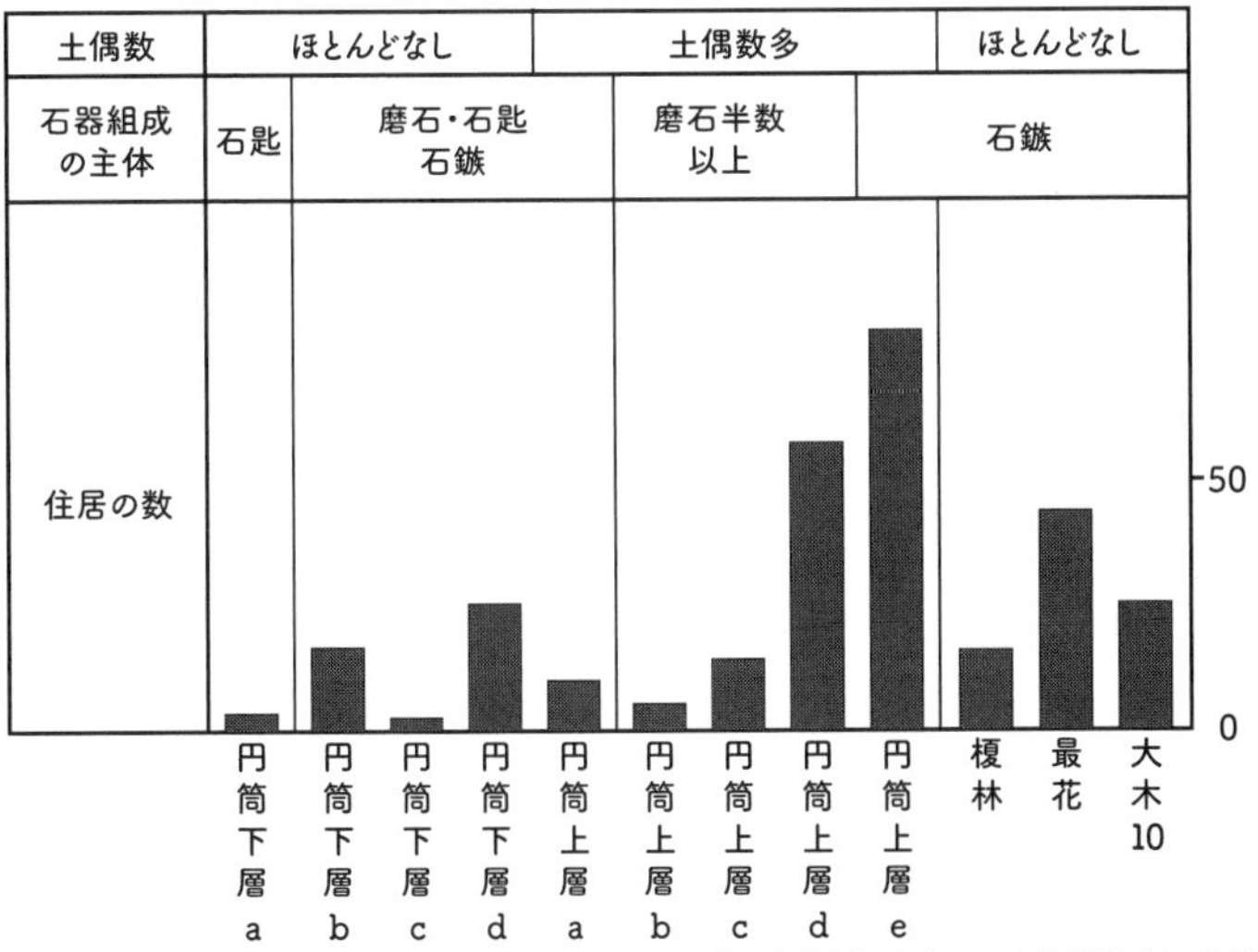

図2：三内丸山遺跡における住居数、石器の組成、土偶の出土量の時間変化。羽生(2015)より転載、図の体裁を整えた ©JAQUA

について研究をおこなっています（Habu 2008）。羽生氏の研究によれば、三内丸山遺跡で起こったのは、特定の生業に専念することによる、食料の多様性の喪失です。それによって、攪乱《かくらん》に弱い社会になり、ついには崩壊してしまったというのです（図2）。

もう少し詳しくみてみましょう。三内丸山遺跡は、縄文時代前期から中期まで、1500年間ほど利用された遺跡です。縄文時代中期は、大型集落が作られ、縄文時代でもっとも人口が多く、特定の地域に限られますが、火焔型土器のような縄文時代の「アイコン」とされるような土器や、「縄文のビーナス」や「縄文の女神」のような美麗な土偶が発見されている、縄文時代のなかでも「栄えていた」時代といえます。とくに、北関東から東北地方が「中心的」な地域であったと考えられています。

しかし、そうした中期の大型集落の多くは、中期が終わる頃には廃棄されます。その原因として有力なのは、およそ4300年前に始まる寒冷化です。羽生氏が分析したのは、三内丸山遺跡から出土する石器の多様性です。集落ができたばかりの時期には、狩猟のための鏃《やじり》や、解体のためのナイフ、木の実などの植物をすり潰すために使われたとされる磨石などがほぼ均等に出土するのですが、徐々に磨石の頻度が増してきます。そして、この時期には、住居の痕跡が増え、土偶が多数出土するようになります。このことから、羽生氏は、人口が増加するとともに植物性資源への依存度が高まり、大規模な祭祀もとりおこなわれるようになったと解釈しています。

しかし、その後の時期になると、磨石の出土割合が大幅に低下し、石鏃の出土割合が増加します。土偶も出土しなくなります。羽生氏は、植物性の資源に大きく依存していたことが、この遺跡の環境、あるいは社会的な変動に対する脆弱性《ぜいじゃく》を高めてしまい、なにかのきっかけで増加した人口を維持することができず、集落の解体につながったと考えています。

特定の作物に依存することが、社会を脆弱にする理由について、より詳細なデータが得られている近代の例を紹介します。１８４５年からアイルランドで起こった「ジャガイモ飢饉」では、１００万人を超える人が亡くなったと考えられています。

その要因のひとつが、アイルランドがイギリスに併合され、小麦などの穀物を安価でイングランドに輸出していたため、アイルランドのひとびとがジャガイモに依存した食生活をしていたことでした。１８４５年、冷害とアメリカからやってきたジャガイモの感染症のため、甚大な被害を受けました。当時のアイルランドには、さまざまな品種のジャガイモがあったわけではなく、痩せた農地でも育てられる特定の品種に大きく依存していました。不運にも、その品種が、疫病に弱かったようです。ジャガイモに過度に依存した生活をしていたため、ジャガイモがなくなると食べるものがなくなってしまったのです。

飢饉には、そこに追い打ちをかけるようなイギリス政府の対応の失敗が重なるわけですが、特定の食料資源に集中することには、こうした危険性があります。逆にいえば、集団レベルでみればですが、多様性が感染症への防御機構としてははたらく場合もあります。アイルランドのジャガイモ飢饉の例のように、追い込まれて仕方なくそうなる場合もあるでしょうが、特定の食料資源に集中することで、おそらく効率を向上させられるため、短期的に効率を上げることのできる場面は多々あるようです。しかしそのことが、環境や社会の変化に対して、脆弱性をもたらしてしまうこともあるのです。

先史時代の農耕の開始期には、農耕に従事することで、健康状態が悪くなっていることが、古くから報告されています。感染症以外にも、専門用語では齲歯《うし》といいますが、虫歯の痕跡が増えます。これは、米が代表例ですが、糖質の摂取量が増える傾向があるからです。ただ、日本の縄文時代の遺跡には、狩猟採集社会としては比較的齲歯の個体の割合が高い場合があります。また、ストレスの証拠として、歯のエナメル質形成不全が使われることがあるのですが、農耕社会では、このエナメル質の形成不全が、狩猟採集社会よりも頻繁に観察される傾向があります（Larsen 1995）。ただ、日本の弥生時代には、この傾向は当てはまらないとする報告もあります（澤田 2010）。

農耕を開始することで、感染症の規模は拡大します。その理由のひとつが、人口の増加です。先程、農耕の開始期には、人口が必ずしも増えるわけではないということを、シェナン氏らの研究を例に紹介しました。他方、農耕が軌道にのってくると、人口が増加し、集落の規模が拡大します。

一般に、社会に感染症を「維持」するための閾値《しきいち》となる人口があることが知られています。人口がこの閾値を超えると、その感染症は、こどもの頃にみんなかかる病気になります。その結果、命を失うケースもありますが、生存すると免疫を獲得することになります。新しく生まれたこどもも病気にかかり、免疫を獲得する、という経験が繰り返されます。そしてその過程で、感染症の弱毒化が起こることがあります。

これは、歴史上おそらく何度も繰り返されてきたプロセスで、新型コロナウイルス感染症も、このような変化の途上にある可能性もあります。そのため、狩猟採集社会よりも、農耕社会のほうが感染者の数自体は多いと推測されています。また、家畜との共生も、感染症の動態に大きな影響を与えます。多くの感染症が、もともとは家畜が持っていたことが示唆されています。たとえば、天然痘はウシに、麻疹はイヌに由来すると考えられています。もともとは家畜の感染症だったものが、ヒトも罹患《りかん》するようになるのです。

虫歯などは骨や歯といった、現代まで残りやすいものに痕跡が残っています。しかし、多くの感染症は、その痕跡が考古学的記録には残りません。その場合、さまざまな状況証拠から、感染症の存在が推定されることもあります。西アジア考古学者の安倍雅史氏は、新石器時代のレヴァントで、ハエによって媒介されるトラコーマという感染症が蔓延していた可能性を指摘します（安倍 2009）。

安倍氏は、新石器時代のレヴァントで、トラコーマが蔓延するための状況である、人口密

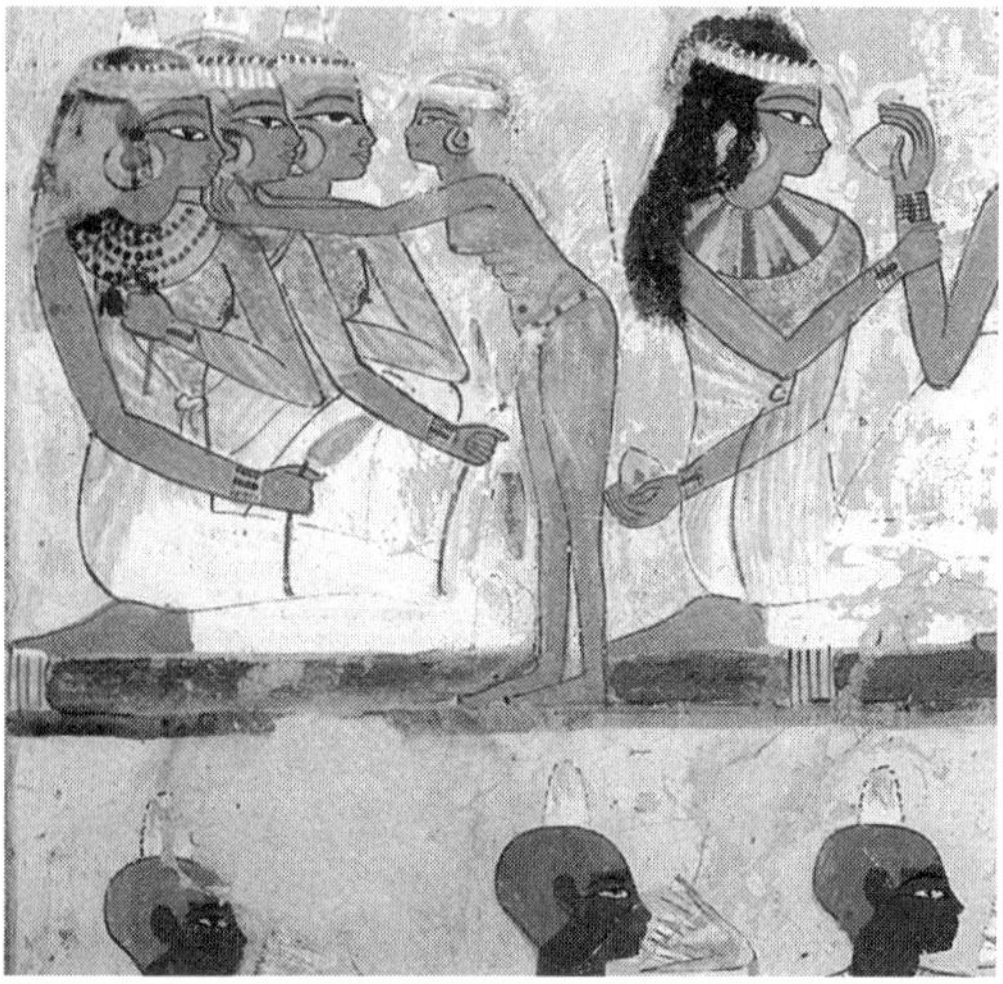

図3：紀元前15世紀エジプトのテーベの壁画。男女ともに目の周りに黒いアイメイクを施している。パブリックドメイン。

度の増加や衛生環境や栄養状態の悪化がみられることを指摘しています。たとえば、この時代の遺跡からは、トイレが発見されておらず、おそらく集落のはずれで用を足していたと推測されています。その結果、トラコーマを媒介するハエが生活環境の近くで増殖しやすくなっていたと考えられます。当時のレヴァント地方の農村からは、孔雀石が出土するのですが、安倍氏は、これが装飾であるとともに、アイメイクによる殺菌目的であった可能性を指摘しています（図3）。古代エジプトに残る壁画などでは、目が縁取られた特徴的な描かれ方をします。あれがアイメイクです。安倍氏は、すり潰した孔雀石をアイメイクに使う風習が、新石器時代レヴァントにまで遡る可能性を指摘しています。また、レヴァントでの孔雀石の出土数は、定住を開始するとともにはじまり、大規模集落の登場に伴って増加し、大規模集落の解体とともにまた少なくなるようです。過去の感染症の直接的な証拠ではなく、あくまでも間接的な証拠ではありますが、感染症が蔓延しやすい環境と、予防法が相関しているというのです。

感染症などによって健康状態が悪化し、死亡率が高くなる可能性について紹介してきました。他方、定住や農耕によって、出生数が増えることについても、さまざまな研究があります。いくつかの要因が候補として挙げられています。ひとつは、遊動生活で頻繁に移動することはエネルギーを消費するため、それが繁殖力を下げるということです。また、穀物から離乳食をつくったり、家畜の乳を飲ませることで、離乳を早めることができます。授乳中は妊娠しにくくなるので、結果、出産の間隔を短くすることができるのです。ヨーロッパでは7000年前ごろから、「哺乳瓶」と推測される考古遺物が出土しはじめます。誰が使ったのかはわかりませんが、残存物を分析すると、動物の乳が検出される場合があります（Dunne et al. 2019）。また、先入観を抱くことになるため研究者としては望ましくないですが、どうしても「かわいらしい」と思ってしまう見た目のものが含まれています（図４）。

農耕の開始によって、人口が増加するかどうかは、出生率と死亡率のバランスによりま

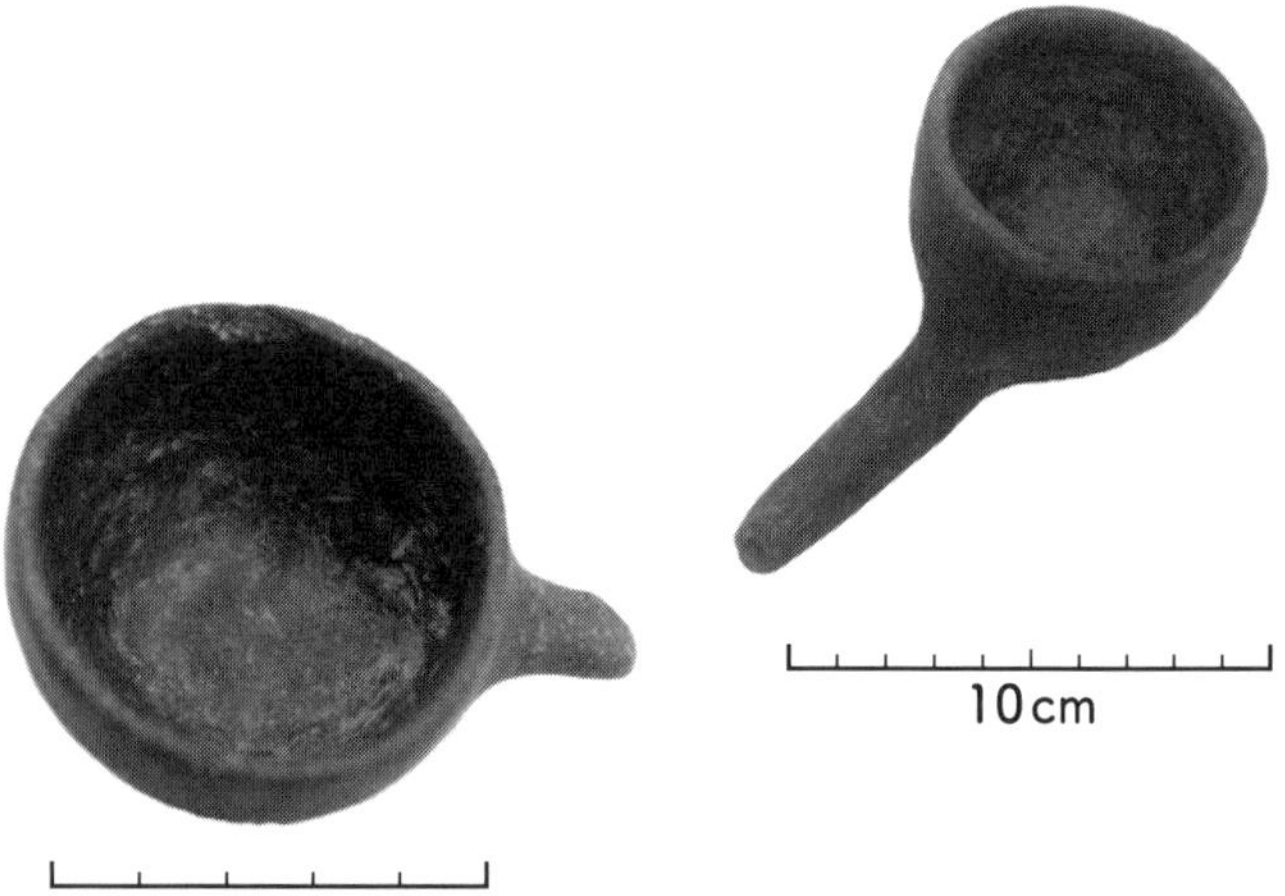

図4：約3000年前の青銅器時代ドイツの哺乳瓶と目される考古遺物。こどもの墓に副葬されていた。
Dunne et al. (2019)の図1を改変。

す。これらを、考古学的な証拠から得ることは簡単ではありません。そうした場合に、現在の社会を対象とすることで、なんらかの示唆を得ようと試みられることがあります。ロンドン大学の人類学者であるルース・メイス氏らのグループは、フィリピンのアグタという社会で、定住と農耕により、感染症が蔓延しやすくなるのか、そして、出生数が増えるのかを検証しました（Page et al. 2016）。

このアグタのひとびとは、移動の頻度や、生業を農耕に依存している度合いに、同じ集団であっても違いがあります。そこでメイス氏らは、移動頻度をもとに、アグタのひとびとを「定住型」と「遊動型」に分けました。そして、「定住型」の家族のほうが、出生率が高いが死亡率も高いことを報告しています。

高くなった出生率と死亡率を差し引きすると、16歳まで生存する子供の数が、遊動型が3・8人、定住型が4・4人となり、全体としては、定住型の家族のほうが人口を拡大しやすい傾向がみられました。しかし、先史時代にはおそらく、死亡率の上昇が出生率の上昇を上回り、滅んでしまった社会もあったでしょう。繰り返しになりますが、定住も農耕も、それがあれば無条件で繁栄を享受できるような代物ではありません。現代のわれわれの社会につながる変化であったことは確かです。現在から過去へと向かえば、繁栄のツールのようにみえがちですが、しかしそれがある種の「生存者バイアス」であることには自覚的でありたいと思っています。

ここでは農耕について主に取り上げましたが、家畜化を軸としたもうひとつの生業として、牧畜があります。牧畜についても大量の研究の蓄積があり、その起源や拡散も、農耕と同様、多様であったことが示唆されています。

▼▼▼農耕とともにひろがるもの

農耕を開始してしばらくすると、一部の集団は人口を増加させることができるようになりました。そうすると、その地域は増えた人口を支えることができなくなるため、一部のひとびとは、生まれた場所を離れ、新しく耕作可能な場所を探すことになります。災害や環境破壊、集団間の争いといった要因による移動もあったかもしれません。原因をひとつに特定することはできませんが、農耕民も、好適な環境を求めて移動することがあったと考えられます。その際に、感染症も同時に、空間を移動したと考えられます。

日本考古学における有名な例が結核です。鳥取県に青谷上寺地《あおやかみじち》遺跡という、弥生時代の遺跡があります。膨大な数の人骨が出土したのですが、そのうち2点で「脊椎カリエス」という病変が観察されました。これらは、結核に感染した証拠だと考えられています。縄文時代の人骨からは、いまのところ結核の病変は見つかっていません。したがって、弥生時代に、大陸から農耕とともに伝播したのではないかと考えられています。

農耕とともに拡散したのは、感染症だけではありません。言語も、農耕とともに拡散したとする「農耕・言語共拡散」仮説があります。提唱している主な研究者に、考古学のさまざまな領域で先駆的な業績を残しているコリン・レンフルー氏とピーター・ベルウッド氏、そして、『銃・病原菌・鉄』や『文明崩壊』といった著作で有名な、ジャレド・ダイアモンド氏がいます（Diamond & Bellwood 2003）。

世界中にはさまざまな言語がありますが、それらの中には、似ているものもあれば違うものもあります。そして、似ているものに系統関係を認めて「語族」としてまとめることがあります。世界中の語族の地理的な分布をみると、広い面積に分布している語族もあれば、そうでないものもあります。なぜ、このような不均一さが生まれたのでしょうか？

農耕・言語共拡散仮説は、語族が広い面積に分布している理由として、農耕を開始した集団の拡散のしやすさを挙げています。まず仮定として、言語は親から子へと伝わることが想定されています。農耕民と狩猟採集民の集団が隣接している状況を想定しましょう。この2集団は、異なる言語を話しているとします。

もし狩猟採集民が、農耕の技術だけを習得した場合、言語が親から子へと伝わるものなら、農耕と言語のあいだに関連は生まれないことになります。ですから、この仮説は、農耕による人口増加面での優位性などにより、農耕民が狩猟採集民を「置き換えて」いくことを想定しています。そして、そのプロセスにおいて、感染症は、農耕民に有利に働いたと想定されています。

農耕民のほうが、感染症に罹患していることが多いことを述べてきました。農耕民は、集団内に感染症を抱えているため、日常的に高い感染機会にさらされています。しかし、生き残れば、免疫を獲得することができます。農耕民と狩猟採集民が接触した場合、狩猟採集民は、これまで経験したことのない、免疫を持っていない感染症にさらされる可能性がありま す。その結果、狩猟採集民が、農耕民に「置き換えられ」ていく際に、感染症が農耕民に有利に働いたと考えられています。つまり、「負」の要因である感染症が、今度は一種の「武器」として機能した可能性があるのです。

農耕・言語共拡散仮説の事例をいくつか挙げます。ひとつめは、バントゥー語族です。バントゥー語族は、アフリカのサハラ以南の広大な地域に分布しています。先ほども登場したルース・メイス氏は、文化進化研究に進化生物学の系統解析の手法をもちこんだことでも知られています。メイス氏らが対象にしたのが、まさにこのバントゥー語族でした（Currie et al. 2013)。

生物の系統樹を描く場合、やり方はさまざまあるのですが、DNAの塩基配列のデータを使うことが代表的なもののひとつです。言語データをつかって系統樹を描く場合、標準的な方法のひとつが、塩基配列に相当するものとして、「基礎語彙」とよばれる、身体や動作などを表す、「基本的」と想定される単語を用いることです。共通した単語を使っていればその言語は似ているし、使っていなければ似ていない、ということです。

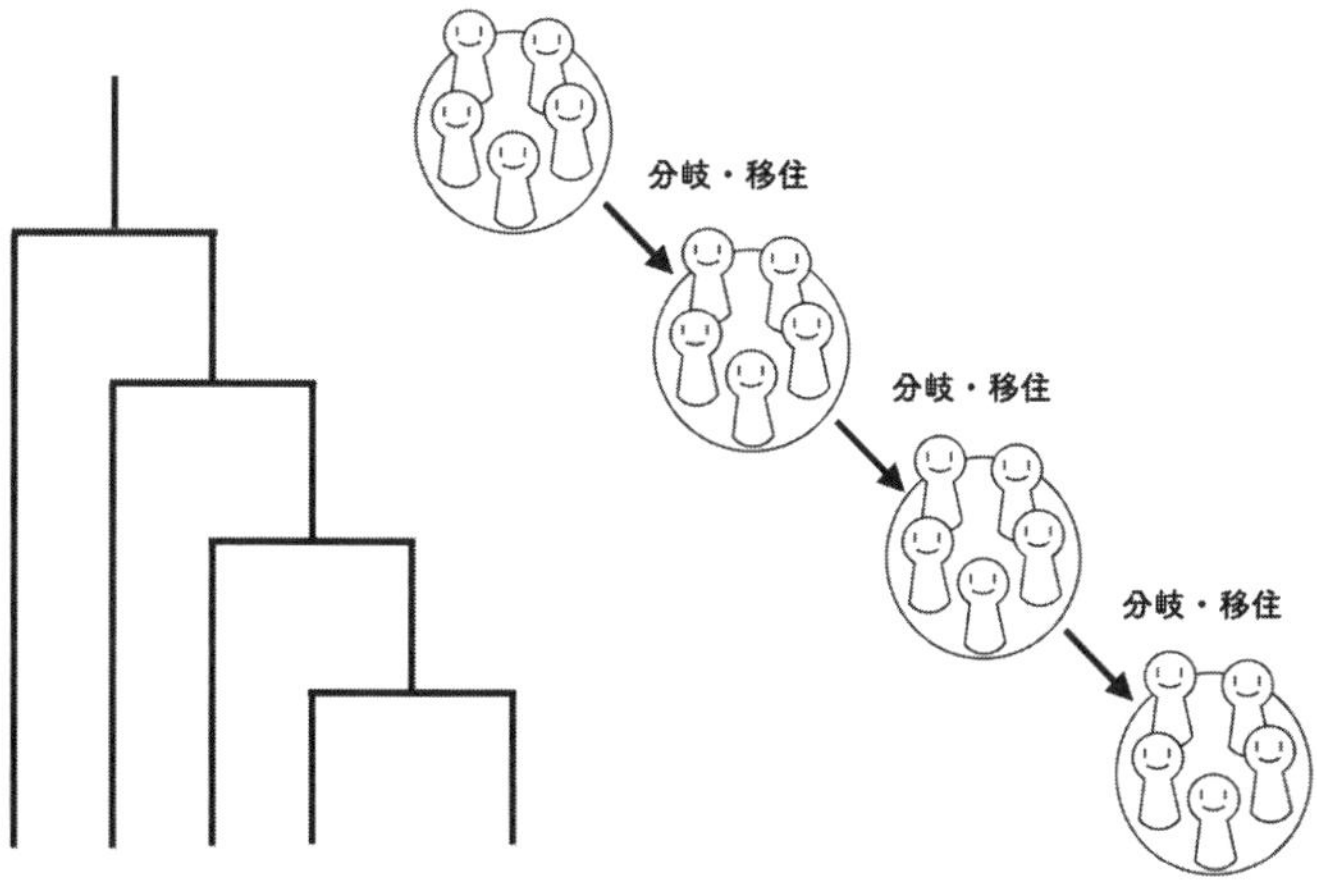

図5:連続的な分岐・移住が系統樹のパターンに反映される。

　メイス氏らが注目したのは、こうして描いた言語系統樹のかたちでした。農耕・言語共拡散仮説で想定されているのは、農耕民集団が連続して拡散していくことです。ある集団が人口を増やし、その一部が移住する。そして、移住した集団がまた人口を増やし、さらにその一部が移住する。こうしたプロセスを繰り返し、その系図を描いていくと、そのかたちは図のようになります（図5）。メイス氏らが描いたバントゥー語族の言語系統樹も、予想通り、このようなかたちをしていました。

　2つ目は、インド・ヨーロッパ語族です。インド・ヨーロッパ語族の分布を決定した要因として、「アナトリア農耕仮説」と「クルガン騎馬民族仮説」があります。アナトリアというのは、現在のトルコの一部です。「アナトリア農耕仮説」は、その名の通り、約9000年前に、この地域で農耕を開始したひとびとが、インドとヨーロッパに拡散していく過程で、農耕と彼らが話していた言語がともにひろがっていったという、農耕・言語共拡散仮説のひとつです。

「クルガン騎馬民族仮説」を提唱したのは、考古学者のマリヤ・ギンブタス氏です。クルガンというのは一種の墳墓のことで、こうした墳墓をつくる文化を持つひとびとが、約6000年前に拡散していくことが、インド・ヨーロッパ語族の形成に大きな役割をはたしたとする考えです。

「アナトリア農耕仮説」を支持している代表的な研究者グループが、マックス・プランク研究所のラッセル・グレイ氏らです。ラッセル・グレイ氏は、弟子であるクエンティン・アトキンソン氏とともに、オーストロネシア語族の言語系統樹をはじめ、進化生物学の系統解析の方法を文化現象に応用しています。彼らも、メイス氏と同じく、言語系統樹によって、この問題を解決しようとしました。インド・ヨーロッパ語族の起源を調べるために、彼らが注目したのは、「分岐年代」です。これは、系統樹のなかで、ある分岐が起こった年代のことです。インド・ヨーロッパ語族の形成に重要な分岐が起こった年代が、アナトリア農耕仮説とクルガン騎馬民族仮説のどちらと整合的かを検討しました。その結果、グレイ氏らの研究は、アナトリア農耕仮説を支持しています（Gray & Atkinson 2003; Bouckaert et al. 2012）。

しかし、これで議論が決着したわけではありません。スヴァンテ・ペーボ氏の弟子であるデイヴィッド・ライク氏のグループから２０１５年に発表された、遺伝データの解析の結果は、クルガン騎馬民族説を支持しています（Haak et al. 2015）。デイヴィッド・アンソニー氏の『馬・車輪・言語』も、このクルガン騎馬民族仮説を支持する内容です（Anthony 2010）。

日本も、こうした議論と無縁ではありません。というのは、日本語の起源を、まさにこうした農耕・言語共拡散の文脈で理解しようとする研究があります。ショーン・リー氏と長谷川寿一氏は、ラッセル・グレイ氏のグループがおこなったように、日本語方言の系統樹を描き、本州島と琉球諸島の分岐年代が、今から２２００年ほど前であると推定しました（Lee and Hasegawa 2011）。

著者らは、この結果が、弥生文化が北部九州に到来し、本州島の言語に大きな影響を与えたことによって生じたと主張しています。ただ、先程の炭素年代をもとにした弥生時代の開始年代からするとだいぶ新しい年代であることや、リー氏らの研究に限定されるわけではありませんが、手法についても批判があることには注意が必要です（Murawaki 2015; Pellard

2015)。

より最近の結果としては、「トランスユーラシア語族」をめぐる論争があります。トランスユーラシア語族は、モンゴル語族やテュルク語族などを包括して、文字通りユーラシア大陸を横断するように分布している語族としてまとめることができる、とする主張です。ここに日本語も含まれます。批判者のなかには、これはかつて提唱され、いまは支持者のほとんどいない「アルタイ語族」の焼き直しだという方もいます。

「トランスユーラシア語族」の存在を主張する側から2021年に出版された論文は、言語学、遺伝学、考古学の3分野の成果を合わせた「三角測量」によって、「トランスユーラシア語族」の拡散が、約9000年前の中国北東部の農耕民の拡散と関連していると主張しています（Robbeets et al. 2021）。この国際チームによる論文には、日本の研究者も多く参加しており、大学からもプレスリリースが出されました。

しかし、論文の出版直後、別のグループから反論の論文が公開されました（Tian et al. 2022）。言語学者のトマ・ペラール氏を中心としたこのグループからなされた中心的な批判のひとつは、同根語の数の少なさです。言語系統樹を描く場合、祖先となる言語から、2つの言語が分岐すると想定されています。このとき、祖先となる言語にあった単語は、分岐した言語にも受け継がれる可能性が高いでしょう。そうした、同じ言語的な祖先を共有する単語を同根語と呼びます。

国際チームの論文では、テュルク・モンゴル・ツングース・朝鮮・日琉の5つの語族が、トランスユーラシア語族としてひとつにまとめられるとしています。しかし、データセットに含まれる同根語のうち、これらの5つの語族すべてにある同根語は2つ、3つ以上の語族にある同根語は50でした。言語学の標準的な基準を当てはめると、同根語の数はさらに少なくなります。言い換えると、ひとつの語族とみなすには、同根語の数が少なすぎるのではないか、とペラール氏らのグループは主張しています。

諸先輩方には申し訳ないですが、筆者は、この論文で挙げられている証拠は、トランスユーラシア語族の存在を立証するには弱いと思っています。トランスユーラシア語族の存在を否定するような証拠が見つかったといっているのではなく、確たる証拠はまだ提示されていない、ということです。

都市と国家と感染症

ゴードン・チャイルドによれば、「農耕革命」に続いて起こるのが「都市革命」でした。

チャイルドは、小規模で、おそらく血縁が紐帯として重要なはたらきをしていただろう「村落」と「都市」とを区別する10の要素を挙げています。そこには、人口増加や、分業や階層化、文字や学問、神殿の発達、長距離交易などが含まれます。都市や、それと関連する「国家」や「文明」の定義は多様ですし、都市と文明、都市と国家が同一視されることもあるようです。本書では深入りしませんが、チャイルド以降も、さまざまな都市の定義が提唱されています。

もちろん、考古学以外の分野でも、それぞれの分野の特性に合わせて、それぞれに都市を定義しています。梅棹忠夫氏は「都市神殿論」をとなえ、都市の中心的な機関として神殿を据え、情報交換の機能を重視する見方を提示しています（梅棹 1993）。梅棹氏は、すでに紹介したように国立民族学博物館の初代館長ですが、当初は東京大学の泉靖一氏が館長に就任する予定だったようです。泉氏の急逝によって変更を余儀なくされたわけですが、泉氏をはじめとするアンデスの研究は、梅棹氏の論に影響を与えたものと思われます。

1960年代に、アンデスで、社会の複雑化に先立って神殿が建設されたとする発見は、当時主流であった見解とは真っ向から対立するものであり、受け入れられるのにかなりの時間がかかったようです。他方、現在では、ここでの発見である「交差した手の神殿」や、狩猟採集民の「神殿」とみなされているギョベクリ・テペについて、考古学者に限らず、多くの研究者が語るようになっています。大きな社会変化を駆動した要因が、経済や生態的要因なのか、それとも精神文化なのかは、人類史の研究において対比される視点でもあります。

そういうわけで、もちろん定義によるのですが、最初の都市が出現したのは約６０００年前のメソポタミアが有力です。かつては最古の都市だと考えられていたエリコやウルクは、現在では、最古の都市ではないと考えられています。エリコやウルクが位置しているのは、南メソポタミアですが、チャイルドが提案した都市の要素がすべて出揃うのは、北メソポタミアの遺跡が先行します。しかしその後、南メソポタミアのウルクが都市国家として確立されます。このことは、都市が都市国家となり、その後領域国家へと結びつくという単線的な「発展」の図式が成り立たないことを示唆しています（西秋・木内 2009; 有松 2022）。

都市と農村部で、どちらの住民が健康状態が良好であったのか、決着はついていません（Betsinger & DeWitte 2021）。都市部のほうが健康状態が悪かったり、死亡率が高いことを報告している論文もあれば、その逆を報告している論文もあります。おそらく、時代や地域、社会階層によってケース・バイ・ケースであるというのが実際でしょう。

感染症についても同様です。密集して居住する傾向は多くの場合、強くなったでしょうが、上下水道の整備など、衛生状態を向上させる設備もそなえられることがあります。また、階層によって、農村部よりも劣悪な生活環境に身を置く人もいれば、その逆もあるでしょう。現代の感染症でも、「低い」とされる社会階層が感染症に対して脆弱であると指摘されています。

都市の定義も困難ですが、「国家」や「文明」の定義もまた多様です。梅棹忠夫氏は、文明を、ヒトとヒトが生み出した「装置」からなるシステムとして定義しています（梅棹1988）。文化人類学の最初期の研究者であるエドワード・タイラーは、文化と文明を一体として「社会の成員としての人間によって獲得された知識、信条、芸術、法、道徳、慣習や、他のいろいろな能力や習性を含む複雑な総体」と定義しています（Tylor 1871）。

文字の存在は、文明を定義するものとして有力視されていましたが、アンデス文明のような、文字はありませんが、文明と定義せざるを得ない社会もあります。考古学者のブルース・トリッガー氏は、人類学的な定義によせて『初期文明』とは、階級にもとづくもっとも古くもっとも単純な形式の社会」と定義しています（トリッガー 2019）。

国家についても同様に、百家争鳴の状況といえます。考古学者の松木武彦氏は、国家の定義として「一般的には、『領域（国土）』『人民（国民）』『権力』をもった主体を指します」と簡潔にまとめています（松木 2021）。国家形成期は、日本では古墳時代が相当すると考えられており、現在でも主流の考え方といえるかと思います。都出比呂志氏は、日本の古墳時代研究において、今なお継承され、時に挑戦されている枠組みをつくった研究者です。都出氏は、日本で国家のはじまりと主張される時期として、３世紀（弥生時代の終わりと古墳時代のはじまり、邪馬台国）、５世紀（古墳時代中期、畿内に最大級の前方後円墳が建造）、７世紀（古墳時代の終わり、律令国家の誕生）があることをまとめて、「七五三論争」と呼ぶとともに、古墳時代のはじまりを「初期国家」が形成された時期だとしています。

しかし、古墳時代の日本を国家とはみなせない、と主張する研究者もいます。広島大学の西アジア考古学者である有松唯氏に端を発する「前方後円墳ポトラッチ説」はその代表といえます（北條 2019）。

▼▼▼記録の女神の名を持つデータベース

国家形成を含む「社会の複雑化」に関連する最近の研究として、地球規模のデータベース「セシャット」を外すことはできません。セシャットという名前は、古代エジプトの知識や記録を司る女神からとられました。１００人近い研究者が参画しているプロジェクトで、世界30地域を対象に、紀元前5000年から西暦1900年ほどまでの社会の複雑化の様相を追うことができます。このプロジェクトは、生態学の手法を歴史データの解析に応用している研究者であるピーター・ターチン氏のほか、人類学者であるハーヴィー・ホワイトハウス氏など、錚々《そうそう》たるメンバーによって運営されています。

このデータベースを使った研究を紹介しましょう。2017年に出版された、このデータベースを最初に本格的に解析した論文では、30地域の414の社会についての、人口、階層、貨幣、文字といった、社会に関する51種類の情報を統計的に解析しました（Turchin et al. 2017）。

この解析によって、一見すると、社会の複雑化における「普遍性と多様性」の議論に決着をつけると思われなくもない結果が提示されています。というのは、解析に用いられた、社会に関する要素の多くは、互いに相関していました。言い換えれば、社会の複雑さを表す諸要素は、大きなスケールでみれば、あるものが高ければ他のものも高い、という関係にあるということです（図6）。

その後におこなわれた、別のグループによる研究では、もう少し細かいところも検討しています（Shin et al. 2020）。考古学者のティモシー・コーラー氏らによるこの解析では、社会

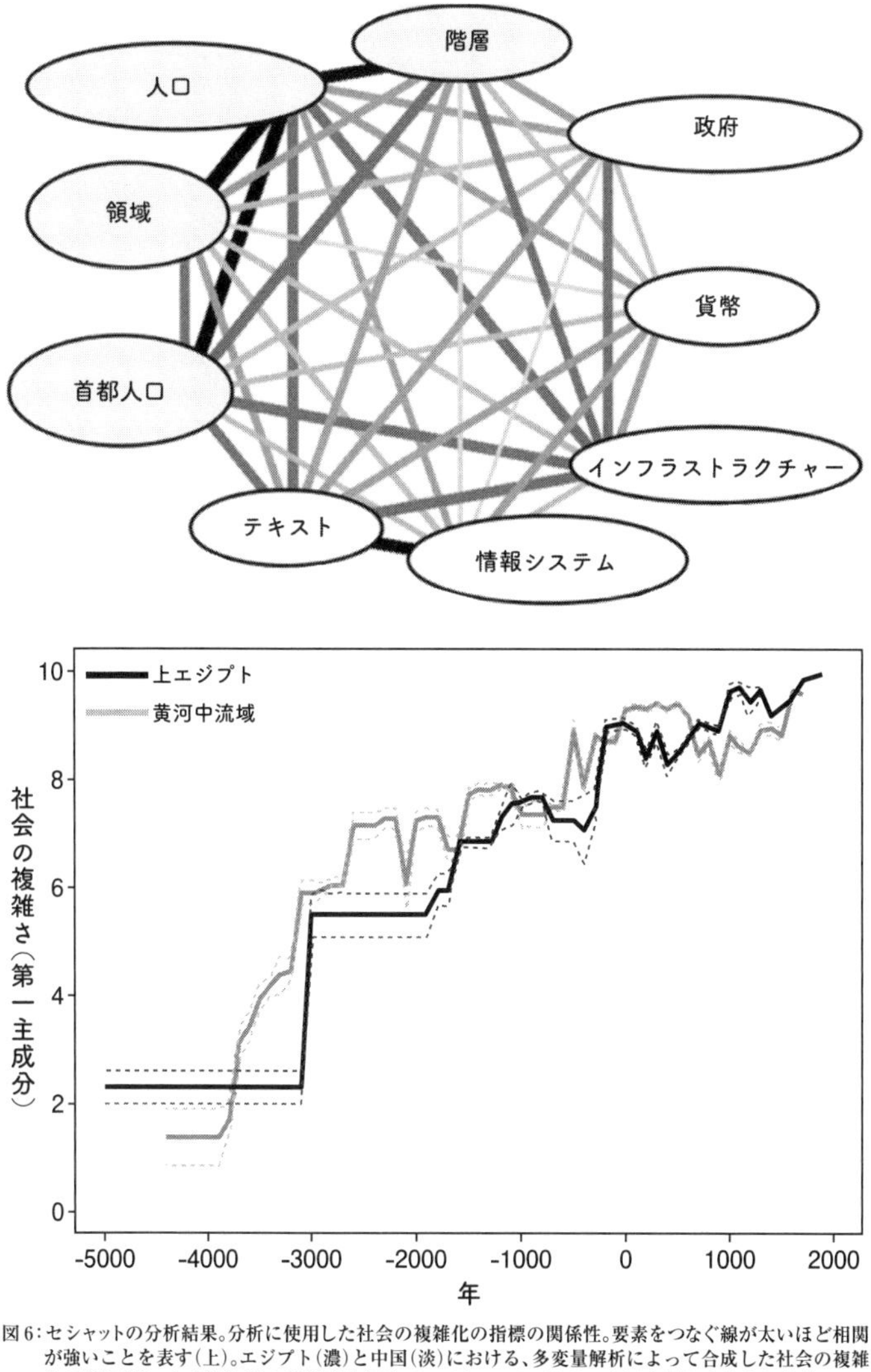

図6：セシャットの分析結果。分析に使用した社会の複雑化の指標の関係性。要素をつなぐ線が太いほど相関が強いことを表す（上）。エジプト（濃）と中国（淡）における、多変量解析によって合成した社会の複雑化の指標（第一主成分得点）の時間変化（下）。Turchin et al. (2017) の図2と図3をもとに作成。

の複雑化において、最初に人口や支配領域といった規模に関する要素が向上し、その後、文字などの情報処理に関する要素が向上する傾向を見出しました。情報処理に関する要素が十分に向上すると、ふたたび規模に関する要素が向上します。コーラー氏らは、この結果を、社会がある程度大規模化すると、それ以上規模を拡大するためには、情報処理システムを発達させる必要があると解釈しています。

一方で、こうした結果の解釈には注意も必要です。提示されたのはあくまで傾向であり、当てはまらないケースもあります。さまざまな社会をひとつのデータセットにしているため、たとえるなら、ネズミを数種とゾウを数種（絶滅したものも含めて）解析して「ネズミは耳も足も鼻も小さくて、ゾウは大きい」という結果をみているだけなのかもしれません。もちろん、こうした論文の著者らもそのことはわかっており、たとえば、旧世界と新世界では傾向が異なることなどについても言及しています。

セシャットのデータを使った研究として、もうひとつ、「道徳的な神」の誕生をめぐる議論を紹介します（Whitehouse et al. 2019）。「道徳的な神」とは、キリスト教の神が典型例として挙げられますが、従うべき規範を示し、それを破るものに罰を与えるような、超自然的存在のことを指します。アジアでは、仏教の「業」の概念がそれに対応すると主張されています。

２０１０年代に、この「道徳的な神」が、社会の複雑化の原因なのか、それとも結果なのかをめぐる議論が、多くの文化進化や周辺領域の研究者を巻き込んでおこなわれました。このトピックについて、セシャットのデータを使った研究が出版されたのは、２０１９年でした。先述したように、30の地域の４００を超える社会について、過去数千年にわたる社会の複雑化の程度の時間変化について調べるとともに、それと道徳的な神が出現した時期を重ね合わせました。

そうすると、道徳的な神が出現したタイミングは、社会の複雑化が十分に進行してからでした。つまり、道徳的な神は、社会の複雑化を駆動した要因というよりは、結果――もしかすると副産物――であることを示唆しています。しかし、この論文に、ほかのグループから反論が寄せられます。その理由は、データ上で、ある時点のある社会で道徳的な神が存在しているかどうか「わからない」となっている時期については、道徳的な神が「存在しない」として処理していたことについてでした。

人類学者のブレット・ベーハイム氏らは、公開されているセシャットのデータを再解析し、「わからない」となっているデータの取り扱いが、結果に及ぼす影響について分析しました（Beheim et al. 2021）。その結果、仮定次第で、道徳的な神の出現は、社会の複雑化が進行する前にも後にもなりえました。

つまり、道徳的な神が社会の複雑化を促したのか、それとも複雑化の結果だったのかは、解析の際の仮定次第だということになります。そのため、最初に出版されたセシャット側の論文は、取り下げとなりました。ただ、セシャット側のグループも、データを慎重に再解析し、結論に変わりはなく、道徳的な神の出現は社会の複雑化の後であると主張する論文を、2022年に出版しています（Whitehouse et al. 2022）。

「武器」としての感染症と文明動態のサイクル

農耕民の拡散とともに、感染症や、言語も拡散していくことを前節で紹介しました。国家の誕生以降、征服や長距離の交易によって、空間的により大規模な感染症の流行が起こります。象徴的なものは、大航海時代の旧大陸と新大陸の接触でしょう。ジャレド・ダイアモンド氏の『銃・病原菌・鉄』は、スペイン人とインカ帝国の衝突から始まります（ダイヤモンド 2000）。そして、スペイン人による征服に、病原菌が果たした役割が強調されます。

1492年、コロンブスが新大陸に到達し、新大陸と旧大陸のさまざまな生き物やモノが相互に流入します。たとえば、新大陸のジャガイモ、トウモロコシ、トウガラシといった作物が、旧大陸で普及しました。こうした作物が、どれほど多くの旧大陸の食文化の基礎になっているか考えると、その影響の大きさが窺えます。反対に、ウシやウマなどの家畜が旧大陸から新大陸に持ち込まれました。同時に、さまざまな感染症が新大陸で猛威をふるいます。そこには、マラリア、麻疹、ペスト、天然痘、結核などが含まれます。新大陸から旧大陸には、梅毒が持ち帰られたようです。

そして、重要なのは、交換されたもののリストのなかに、ヒト、つまり「奴隷」が含まれたことです。こうした動植物や感染症の「交換」は、「コロンブス交換」と称されることがあるのですが、中南米をフィールドとする人類学者の山本紀夫氏は、「交換」という言葉に含まれる対等なイメージが実情にあっていないとして、これらを「コロンブスの不平等交換」とよんでいます（山本 2017）。

新大陸「発見」以前の旧大陸でも、国家の興亡が繰り返され、そこに感染症が関わっている可能性が指摘されています。ユーラシア大陸における「文明」の興亡を説明する図式として、梅棹忠夫氏が提示する「文明の生態史観」が、日本における古典として有名です（梅棹 1967）。梅棹氏は、ユーラシア大陸を、日本を含む両端の第一地域と、中央部の第二地域にわけ、巨大な帝国が成立する第二地域と、そこからの暴力に比較的さらされにくい第一地域とします。その際、鍵となる要因が、第二地域中央部の乾燥地帯の遊牧民の武力です。

ピーター・ターチン氏のグループは、ユーラシア大陸における帝国の支配領域の歴史的なパターンを説明するためのシミュレーションをおこないました（Turchin et al. 2013）。このシミュレーションでは、ユーラシア大陸を、戦略シミュレーションゲームのようにマス目で区切り、さまざまな政体が覇権をめぐって争います。政体間で争いが起こり、勝った集団が負けた政体を征服します。政体が支配する領域が広がると、政体が分裂することがあります。

彼らは、仮定を変えてシミュレーションをおこなうことで、実際に似た帝国のパターンが登場するには、どのような要因が必要になるのかを検討しました。さまざまな仮定を試したところ、ターチン氏らは、実際の歴史的なパターンを再現するためには、ユーラシア大陸中央部のステップ地域で、騎馬を使った戦闘技術が起源することが重要だと結論づけました。ターチン氏らが梅棹氏の議論を検証しようとしたわけではもちろんないでしょうが、一定の共通性を見いだせることも事実かと思います。また、戦争やそこで有利になるための技術は、大規模な政体を生み出すための「力」のメカニズムのひとつに過ぎないことも、忘れてはいけないところでしょう。

日本における、感染症と人類史に関する著作の先駆者である山本太郎氏は、梅棹氏のいう武力には、実際は感染症が含まれているのではないか、と述べています（山本 2011）。山本氏は、「文明と感染症の基本構造」として、文明が感染症を集団中にとどめる「ゆりかご」として機能したこと、それが他の集団からその文明を守る障壁として機能したこと、文明の拡大を通じて新たな感染症を「とりこむ」こと、そして、感染症が社会に影響を与えることを挙げています。

ユーラシア大陸において、シルクロードを通じた文化交流の重要性は広く認識されているところです。文字通り、絹が代表とされますが、貴金属や宗教、さらには先述したターチン氏がユーラシア大陸の文明動態の鍵として挙げた騎馬技術の拡散にも、シルクロードが果たした役割は大きいと考えられています。考古学者の川又正智氏は、馬や戦車とわれわれが一言で表現してしまう対象が、家畜化や戦士の養成も含むさまざまな技術の複合として成ることを強調します（川又 2006）。

こうした物品やアイディアとともに、シルクロードは、ユーラシア大陸の東西で感染症の伝播経路ともなり、ペストがその代表例として挙げられます。ペストは中国起源である可能性が高いのですが、シルクロードによる交易によって、ヨーロッパへと広がったと考えられています。感染症が、政体の衰退に結びつくことすらあります。6世紀から8世紀にかけて、東ローマ帝国を中心にペストが繰り返し流行しました。ペストによって亡くなった人数は、当時の人口の4分の1ともいわれます。これにより東ローマ帝国の勢力は衰えることになりました。また、同じ時期に、中国の隋でもペストが流行し、その衰退に結びついたとされています。こうして流行したペストは、8世紀頃にはいったん落ち着きます。しかし、13〜14世紀頃、中国とヨーロッパでの人口増加と、モンゴル帝国の隆盛による東西交通網の発達により、ペストはまたも流行します。

疫病と交流の拡大について、ピーター・ターチン氏が主張している、産業革命以前のユーラシア大陸における大国の興亡のサイクルについての仮説をみてみましょう（Turchin 2008）。このサイクルには、「拡大」「スタグフレーション」「危機」「衰退」の4つの段階があります。「拡大」期には、人口は増加し、征服によって、領土は拡大します。「スタグフレーション」は、「停滞」を意味する「スタグネーション」と「インフレーション」を組み合わせた語で、人口増加はとまりますが、すでに十分な人口があるため、労働者が余り、賃金の低下から経済格差が生じます。そうすると、栄養状態の低下や不衛生な環境で生活しなければならず、社会が感染症にとって脆弱な構成員を抱えることになります。

逆にエリート層は、その恩恵を被り、より豊かな生活を送るようになります。そうすると、珍しい文物を手に入れようと、別の地域のエリートとの交易が加速します。低い階層のひとびとにとってはつらい時期ですが、「グローバリゼーション」は、このときにピークを迎えます。そして、遠く隔てられた都市間の交流は、一方で発生した感染症の流行を、別の集団でも起こすことになります。「危機」期には、人口が低下し、大規模な感染症の流行が起こります。内戦が起こったり、新しい国家が興《おこ》ったりします。最後の「衰退」期には、人口は縮小し、グローバリゼーションは終わりを迎えます。感染症の流行は局所化します。そしてまた、次の「拡大」期へとつながっていきます。表１は西ヨーロッパと中国の二地域の大国の興亡と、両者をつないだ経済活動についてまとめたものです。表面的な類似に過ぎない可能性もありますが、興亡のタイミングが同期しているようにもみえます。

ターチン氏自身も述べているように、この理論はまだ未成熟で、精緻化が必要そうです。加えて、他の要因も存在するため、これをそのまま現在に適用することも難しそうです。別のさまざまなメカニズムも同時に働いており、時にはそれが、ターチン氏が想定しているメカニズムよりも優越することはありうるでしょう。第１章で「力」の比喩を使いました。さまざまな力が同時に働き、社会をさまざまな方向に引っぱろうとしているイメージです。

ヨーロッパ	中国	グローバルな経済活動
神聖ローマ帝国（オットー朝・ザーリアー朝）920-1150	北宋 960-1127	宋の躍進
フランス王国（カペー朝）1150-1450	元 1200-1388	航海・商業革命
フランス王国（ヴァロワ朝）1450-1660	明 1368-1644	海洋貿易システム
フランス王国（ブルボン朝）1660-1870	清 1644-1911	産業化のはじまり

表1：ターチン氏による大国の興亡サイクル（Turchin 2008）

ですが、ターチン氏が主張しているメカニズムの構造はなかなか変化させることが難しそうだ、ということもまた、事実のように思われます。人口動態に応じて労働市場での価値が決まること、経済や社会的意思決定の分野で格差が生じること、平和な時代に遠くのひとびとと交流しようとすること。これらは、少なくとも筆者には、かなり動かしがたいもののように思われます。他のメカニズムがおよぼす「力」が短期的には上回ったとしても、ターチン氏が想定しているメカニズムは、その裏で働き続けており、ある時、噴出することがありうるのです。

現代では、「グローバル化」の一環として、ヒトやモノの国境を越えた移動が活発になり、それに伴い、新型コロナウイルス感染症によってわれわれが痛感しているように、国境を越えた感染症の拡大が加速しています。しかし、本章でこれまでみてきたように、その基本的なメカニズムは変わりません。次章では、ヘンリックの集団脳の理論を中心に、ヒトが集まり、つながることが文化進化におよぼす影響についてお話しします。

【1】https://culturalevolutionsociety.org/story/A_call_to_researchers_to_help_small-scale_communities_facing_coronavirus

■参考文献

有松唯（2021）「社会の進化論の射程――オリエント文明における『中心』の都市と『周辺』の国家――」北條芳隆・小茄子川歩・有松唯編『社会進化の比較考古学――都市・権力・国家――』19‐34頁、雄山閣。

池谷和信（1996）「「伝統主義者」と「修正主義者」とのあいだの論争をめぐって――カラハリ・サン研究の事例――」『民博通信』73、64‐77頁。

池谷和信（編）（2020）『ビーズでたどるホモ・サピエンス史 美の起源に迫る』昭和堂。

石弘之（2014）『感染症の世界史』洋泉社。

井原泰雄（2017）「現代的な文化進化の理論」中尾央・松木武彦・三中信宏編『文化進化の考古学』1－34頁、勁草書房。

梅棹忠夫（1967）『文明の生態史観』中央公論社。

梅棹忠夫（1988）『情報の文明学』中央公論社。

川又正智（2006）『漢代以前のシルクロード 運ばれた馬とラピスラズリ』雄山閣。

小林達雄（1996）『縄文人の世界』朝日新聞出版。

澤田純明（2010）「エナメル質減形成からさぐる縄文・弥生時代人の健康状態」『考古学ジャーナル』606、33－37頁。

谷畑美帆（2016）『市民の考古学14 コメを食べていなかった？弥生人』同成社。

寺嶋秀明（2011）『平等論 霊長類と人における社会と平等性の進化』ナカニシヤ出版。

寺前直人（2017）『文明に抗した弥生の人びと』吉川弘文館。

中塚武（2022）『気候適応の日本史 人新世をのりこえる視点』吉川弘文館。

西秋良宏・木内智康（編）（2009）『農耕と都市の発生―西アジア考古学最前線』同成社。

西田正規（2007）『人類史のなかの定住革命』講談社。

羽生淳子（2015）「歴史生態学から見た長期的な文化変化と人為的生態システム：縄文時代前・中期の事例から」『第四紀研究』54、299－310頁。

北條芳隆編（2019）『考古学講義』筑摩書房。

山口昌男（編）（2000）『未開と文明』平凡社。

山本太郎（2011）『感染症と文明 共生への道』岩波書店。

山本紀夫（2017）『コロンブスの不平等交換 作物・奴隷・疫病の世界史』角川書店。

Anthony, D. W. (2010). *The horse, the wheel, and language*. Princeton University Press.（＝東郷えりか訳 2018『馬・車輪・言語 上下』筑摩書房）

Beheim, B., Atkinson, Q. D., Bulbulia, J., Gervais, W., Gray, R. D., Henrich, J., ... & Willard, A. K. (2021). Treatment of missing data determined conclusions regarding moralizing gods. *Nature*, 595(7866), E29-E34.

Betsinger, T. K., & DeWitte, S. N. (2021). Toward a bioarchaeology of urbanization: Demography, health, and behavior in cities in the past. *American Journal of Physical Anthropology*, 175, 79-118.

Boehm, C. (2012). *Moral origins: The evolution of virtue, altruism, and shame*. Soft Skull Press（＝

斉藤隆央訳 2014『モラルの起源 道徳、良心、利他行動はどのように進化したのか』白揚社）
Bouckaert, R., Lemey, P., Dunn, M., Greenhill, S. J., Alekseyenko, A. V., Drummond, A. J., ... & Atkinson, Q. D. (2012). Mapping the origins and expansion of the Indo-European language family. *Science,* 337(6097), 957-960.
Colledge, S., Conolly, J., Crema, E., & Shennan, S. (2019). Neolithic population crash in northwest Europe associated with agricultural crisis. *Quaternary Research,* 92(3), 686-707.
Currie, T. E., Meade, A., Guillon, M., & Mace, R. (2013). Cultural phylogeography of the Bantu Languages of sub-Saharan Africa. *Proceedings of the Royal Society B,* 280(1762), 20130695.
Diamond, J. M. (2005). *Guns, germs, and steel: The fates of human societies.* Norton（倉骨彰（訳）（2000）『銃・病原菌・鉄 1万3000年にわたる人類史の謎 上下』草思社）
Diamond, J., & Bellwood, P. (2003). Farmers and their languages: The first expansions. *Science,* 300(5619), 597-603.
Dunne, J., Rebay-Salisbury, K., Salisbury, R. B., Frisch, A., Walton-Doyle, C., & Evershed, R. P. (2019). Milk of ruminants in ceramic baby bottles from prehistoric child graves. *Nature,*

574(7777), 246-248.

Gray, R. D., & Atkinson, Q. D. (2003). Language-tree divergence times support the Anatolian theory of Indo-European origin. *Nature,* 426(6965), 435-439.

Haak, W., Lazaridis, I., Patterson, N., Rohland, N., Mallick, S., Llamas, B., ... & Reich, D. (2015). Massive migration from the steppe was a source for Indo-European languages in Europe. *Nature,* 522(7555), 207-211.

Lee, S., & Hasegawa, T. (2011). Bayesian phylogenetic analysis supports an agricultural origin of Japonic languages. *Proceedings of the Royal Society B,* 278(1725), 3662-3669.

McNeill, W. (1977). *Plagues and peoples.* Anchor.（＝佐々木昭夫訳　２００７『疫病と世界史　上下』中央公論新社）

Murawaki, Y. (2015). Spatial structure of evolutionary models of dialects in contact. *PLoS ONE,* 10(7), e0134335.

Oota, H., Pakendorf, B., Weiss, G., Von Haeseler, A., Pookajorn, S., Settheetham-Ishida, W., ... & Stoneking, M. (2005). Recent origin and cultural reversion of a hunter–gatherer group. *PLoS Biology,* 3(3), e71.

Ostrom, E. (1990). *Governing the commons: The evolution of institutions for collective action.* Cambridge University Press.（＝原田禎夫・齋藤暖生・嶋田大作訳 2022『コモンズのガバナンス 人びとの協働と制度の進化』晃洋書房）

Page, A. E., Viguier, S., Dyble, M., Smith, D., Chaudhary, N., Salali, G. D., ... & Migliano, A. B. (2016). Reproductive trade-offs in extant hunter-gatherers suggest adaptive mechanism for the Neolithic expansion. *Proceedings of the National Academy of Sciences USA,* 113(17), 4694-4699.

Pellard, T. (2015) The linguistic archeology of the Ryukyu Islands. In Heinrich, P, Miyara, S, Shimoji, M. (Eds.) *Handbook of the Ryukyuan languages: History, structure, and use,* (pp.13–37) Mouton De Gruyter.

Robbeets, M., Bouckaert, R., Conte, M., Savelyev, A., Li, T., An, D. I., ... & Ning, C. (2021). Triangulation supports agricultural spread of the Transeurasian languages. *Nature,* *599*(7886), 616-621.

Shennan, S., Downey, S. S., Timpson, A., Edinborough, K., Colledge, S., Kerig, T., ... & Thomas, M. G. (2013). Regional population collapse followed initial agriculture booms in mid-

Holocene Europe. *Nature Communications,* 4(1), 1-8.

Shin, J., Price, M. H., Wolpert, D. H., Shimao, H., Tracey, B., & Kohler, T. A. (2020). Scale and information-processing thresholds in Holocene social evolution. *Nature Communications,* 11(1), 1-8.

Tian, Z., Tao, Y., Zhu, K., Jacques, G., Ryder, R. J., de la Fuente, J. A. A., ... & Pellard, T. (2022). Triangulation fails when neither linguistic, genetic, nor archaeological data support the Transeurasian narrative. bioRxiv.

Trigger, B. G. (2003). *Understanding early civilizations: A comparative study.* Cambridge University Press.（＝下垣仁志訳 2019『世界の初期文明』同成社）

Turchin, P. (2008). Modeling periodic waves of integration in the Afro-Eurasian world-system. In Modelski, G., Devezas, T., Thompson, W. R. (Eds.) *Globalization as evolutionary process: Modeling global change.* (pp. 181-209). Routledge.

Turchin, P., Currie, T. E., Turner, E. A., & Gavrilets, S. (2013). War, space, and the evolution of Old World complex societies. *Proceedings of the National Academy of Sciences USA,* 110(41), 16384-16389.

Turchin, P., Currie, T. E., Whitehouse, H., François, P., Feeney, K., Mullins, D., ... & Spencer, C. (2018). Quantitative historical analysis uncovers a single dimension of complexity that structures global variation in human social organization. *Proceedings of the National Academy of Sciences USA,* 115(2), E144-E151.

Tylor, E. B.(1871). *Primitive Culture: Researches into the development of mythology, philosophy, religion, art, and custom.* John Murray.（＝比屋根安定訳 1962『原始文化―神話・哲学・宗教・言語・芸能・風習に関する研究』誠信書房）

Whitehouse, H., Francois, P., Savage, P. E., Currie, T. E., Feeney, K. C., Cioni, E., ... & Turchin, P. (2019). Complex societies precede moralizing gods throughout world history. *Nature,* 568(7751), 226-229.

Whitehouse, H., Francois, P., Savage, P., & Turchin, P. (2022). Testing the big gods hypothesis with global historical data: a review and “retake”. *Religion, Brain and Behavior.*

Zahid, H. J., Robinson, E., & Kelly, R. L. (2016). Agriculture, population growth, and statistical analysis of the radiocarbon record. *Proceedings of the National Academy of Sciences USA,* 113(4), 931-935.

第3章

集団脳・イノベーション・社会ネットワーク

前章は、人類史における「社会の複雑化」の概要を、かなり駆け足で、本章以下で取り上げる話題のための基礎知識としてお話ししました。そして、社会の複雑化の進展とともに、感染症の規模の拡大に寄与する人口の増加や、交易などによる遠隔地との交流が起こること、実際に、パンデミックが起こっていることを紹介しました。

本章では、ヘンリック氏の集団脳をめぐる論争について紹介し、感染症の拡大に寄与しうる人口増加や集団間の交流が、蓄積的な文化進化に正の影響を与えることをお話しします。続いて、集団脳以外の、人口や社会ネットワークと、イノベーションの関係について、文化進化の研究やその周辺領域で提唱されている理論について紹介します。最後に、感染症と社会的な情報伝達が類似したメカニズムで起こっていることに着目し、それらをトレードオフとして理解しようとしている研究動向について紹介します。

文化進化という考え方

まず最初に、文化進化の研究について、第1章よりも詳しくお話しします。「進化」という言葉を使うと、常に混乱が生じます。その理由は、「進化」という言葉に長い歴史があり、さまざまな分野で、さまざまな意味で使われているからです。現在、チャールズ・ダーウィンが「進化」の提唱者として広く認識されているかと思います。現代生物学につながっているという意味では正しいかと思いますが、生物が変化するという考えの先駆者としてはジャン=バティスト・ラマルクが、「進化」という言葉の提唱者としては、チャールズ・ダーウィンの祖父であるエラズマス・ダーウィンが挙がることが多いでしょうか。実際、ダーウィンは『種の起源』のなかで「進化」という言葉を使うことを控えていたことが知られています。

チャールズ・ダーウィンの「進化」のコンセプトをひとことで言い換えると、「変化を伴う由来」になります。巷間で語られることの多い「適者生存」や「生き残ることができるのは変化できるもの」ではありません。この意味での進化のコンセプトで重要なのは、親と子が似ているけれど、少し違うことです。ですから、世代を経るにつれて、少しずつ変化が蓄積します。そうした変化の蓄積により、生物の多様性が形成されます。もし、そうした違いによって、生存率や繁殖率に違いがあるのであれば、違いのもととなっている遺伝子が、集団中で数を増やしていくことになります。

進化の語が指す対象を拡大したと考えられているのがハーバート・スペンサーです。スペンサーは、あらゆるものが、「単純」から「複雑」へと変化していくと考えました。人文学や社会科学で「進化」の語を使う場合、もちろんスペンサー以後さまざまな改良が加えられ、バリエーションがあるのですが、乱暴にくくってしまえば彼の考えが基礎になっているとみなしてよいと思われます。

また、スペンサー自身は、彼の進化のコンセプトは、ダーウィンとは独立に考え出したものだと述べています。スペンサーの考えは、その後、人種差別や植民地主義の理論的な基礎ともなる、社会ダーウィニズムに結びついていきます。そのため、人文学や社会科学においては、「進化」をヒトの社会に当てはめることに、危機意識が持たれています。

日本独自の進化のコンセプトを提唱した人物として、今西錦司の名前が挙げられます。今西の評価は、日本の生物学者と人文学者のあいだで大きく分かれています。大雑把な区分になりますが、生物学の側からは、近代的な進化生物学の受容を遅らせた人物として、人文学では、日本独自の、調和的な進化のコンセプトの提唱者として知られています。文化進化の研究者のあいだでは、今西の評価は、動物の文化の可能性を最初期に提示した人物ということになるかと思います。

ほかにも多様な進化のコンセプトがあるのですが、ここではひとまず、ダーウィンとスペンサーによる、二つの潮流があると考えてください。ダーウィンの『種の起源』の初版の出版が1859年で、当時はそのコンセプトがどのようなメカニズムで実現しているのか、わかっていませんでした。現在では、遺伝子の実体がDNAであることなど、ダーウィンのコンセプトがどのように生物学的・物理的に実装されているのかの理解が進んでいます。このことは、科学としては大きな差です。

本書で扱う文化進化は、ダーウィンの進化のコンセプトを、文化現象に適用したものです。ですから、ふたたび強調したいのは、「進化」という言葉が、「進歩」、つまり、なんらかの価値基準に基づいた「良さ」が向上していくことを意味していないことです。ダーウィンのコンセプトに基づく文化進化も「変化を伴う由来」のコンセプトに立脚しています。誰かから誰かへと、情報が伝わります。その際、伝達ミスや意図的な変更によって、伝達前と後では少し変化することがあります。そうした変化が蓄積することにより、文化多様性が形成されます。このことは、多様性を分析する際に、歴史が重要であることを意味します。実際に、ダーウィン的な文化進化の研究者は、この歴史性に強いこだわりを持っており、この観点から他分野を批判することがままあります。この点について、第4章で事例を紹介することにします。

文化進化研究の創始者は、数理生物学・遺伝学者のマーカス・フェルドマン氏と、ルイジ・ルカ・キャヴァリ＝スフォルツァ氏です。筆者の私見ですが、とくにフェルドマン氏とキャヴァリ＝スフォルツァ氏の場合、文化進化の研究というのは、世界をモデル化するときのひとつの見方で、筆者には「枠組み」という表現がしっくりきます。もう少し正確にいうと、文化進化という現象が起こるような解像度で諸現象を整理する枠組み、という言い方になるでしょうか。人類史において文化が重要であったとする主張には同意するでしょうが、グランドセオリーを提示したり、人類史の駆動力を探すような試みとは、やや距離をおいている印象です。

　こうした枠組みのなかで、集団脳による蓄積的文化進化であったり、あるいは集団間の直接的・間接的な争いによる文化的群淘《ぐんとう》汰《た》を人類史の重要な駆動力だと主張する研究者もいます。たとえば、ロバート・ボイド氏、ピーター・リチャーソン氏、ジョセフ・ヘンリック氏などが挙げられるでしょう。とくに、日本でも、ヘンリック氏の著書『文化がヒトを進化させた』は多くの読者を獲得しているようです。こうした研究者は、文化進化研究の枠組みを使ってはいますが、彼らの主張がそのまま文化進化研究と重なるわけではありませんし、研究者の総意でもありません。たとえば、前章でも登場したルース・メイス氏は、彼らの文化的群淘汰の理論を、これまで十分に実証されていないとして批判しています（Mace & Silva

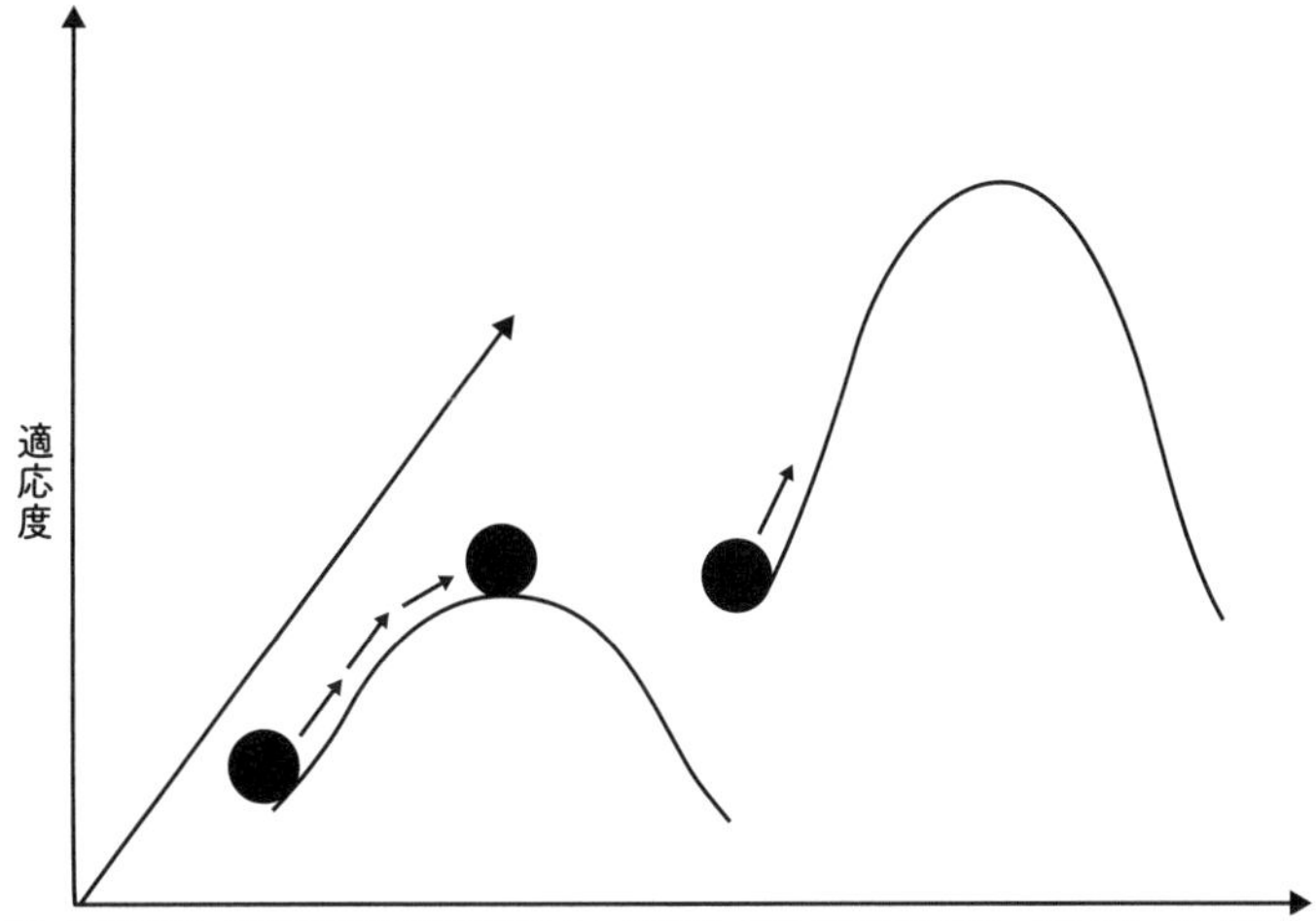

図1：適応度地形。平面が遺伝子や文化の組み合わせを表し、高さが適応度を表す。黒丸がエージェントや集団を示しており、山の高い方に登っていく。ただし、自分のごく近い範囲で現在地よりも高いところをさがして登るため、全体で一番高い山に登れるわけではない。

2016)。

他方で、現生人類の「繁栄」が、道具や、社会システムを含む「文化」によって達成されていることも事実かと思います。「繁栄」という定義の難しい言葉のかわりに、「生態学的成功」という言葉を使って、脊椎動物としては他に例をみない個体数と分布域を表現することもあります。ヘンリック氏の『文化がヒトを進化させた』も、「文明」側を自認する探検家たちが遭難していく事例の紹介からはじまっています。こうした文化を手段とした適応を「文化的適応」とよびます。

進化のプロセスを、山登りにたとえることがあります（図1）。この場合想定されているのは、「適応度地形」という、平面上の位置が遺伝子や文化の組み合わせに、その地点の高さが適応度に対応するものです。つまり、地形上のどの位置にいるかによって、どういった遺伝子や文化を持っているかを表し、その位置が高いほど、適応度が高いことを表現します。適応度の高い個体ほど多くこどもを残せるとすれば、集団は世代を経るとともに、山の高いほうに登っていくことになります。

このような地形上の山登りに例えることで、さまざまな現象をわかりやすく説明することができます。たとえば、環境変動は、ある遺伝子や文化が適応度に及ぼす影響を変えることですから、この適応度地形のかたちを変えることになります。また、これは最適化問題を解いていることにはなるのですが、そのことが、そのエージェントがある環境に対して最適な状態にあることを保証しないことのわかりやすい表現にもなっています。適応度地形上のある地点から山の頂上に移動するまでには時間がかかりますから、その間に環境変動が起こると、別の山の頂上に向かって動き直すことになります。

また、エージェントは、近くの現在地よりも高いところに向かって移動するだけなので、低い山の頂上に登ったまま移動しなくなるかもしれません。そもそも、適応度地形上を移動するためには突然変異やイノベーションによる、遺伝的あるいは文化的な多様性が必要ですから、それが起こらなければそもそも移動自体が起こりません。注意が必要なのは、適応という言葉は、山を登っていく過程、つまり、適応度を上昇させる過程を指す場合と、山の高いところにいることを指す場合があることです。

もうひとつ重要なのは、文化進化の結果、ヒトの適応度を下げるような文化が普及することもあります。こうした場合を「非適応的文化進化」とよびます。「非適応的」といっても、それは生物学的な適応度を下げる、つまり、生存率や繁殖率を下げるという意味で使われており、個人の幸福には関係がないことに注意が必要です。このような非適応的文化進化が起こるためには、適応度の減少を補うほど、その文化が広がりやすいことが必要です。それは、文化自体に魅力がある場合もあるでしょうし、社会システムとして、特定の価値観や信念が普及しやすい場合もあります。

非適応的な文化進化の例として、たとえば「コピーキャット・スーサイド」とよばれる、自殺の模倣が挙げられます。また別の例として、少子化を非適応的文化進化の一例とみなす研究者もいます。人口転換とよばれる現象があります。これは、社会が少子化に向かう際に、まずこどもの死亡率が低下し、それから出生率が低下するという、通文化的な傾向を指すものです。自然人類学者の井原泰雄氏は、数理モデルをつくることで、仮想社会のなかで、親以外からの情報伝達が増加することで、この人口転換が起こりうることを示しました

(Ihara & Feldman 2004)。

同じく重要な概念が、「蓄積的文化進化」です。われわれの社会にあるさまざまな技術や芸術、思想といった文化は、どんな天才であっても、一世代でゼロから生み出せるものではありません。世代を超えて継承しつつ、徐々に改良が積み重ねられて、今のようになったと考えられます。ヘンリック氏の集団脳も、この蓄積的文化進化を生む理論のひとつです。

▼▼▼集団脳をめぐる論争

ここで、ヘンリック氏の集団脳についておさらいしようと思います。ヘンリック氏の主張は、集団の人口が多いほど、技術水準が高いというものでした。この考え方では、親世代から子世代へと、技術が継承されることを想定しています。その際、親世代のなかで、もっとも技術が高い個体に全員が学ぼうとします。この個体を師匠とよびましょう。子世代の弟子たちが、師匠を超えられるかどうかは、確率的に決まると仮定しています。これは、さまざまな要因を合わせた結果だと思ってください。

「氏か育ちか」という言葉がありますが、「氏」の影響も、「育ち」による影響も、また偶然の影響も合わせて、師匠を超えられる確率です。そうすると、誰かひとりでも師匠を超えれば、この集団の技術レベルは維持されるため、技術レベルの維持のためには、子世代の人数が重要になってきます。これが、人口と技術水準のあいだに正の関係をつくりだすメカニズムです。もちろん、論文ではこれが数式で書いてあるわけですが、アイディアの骨子の部分は非常に単純です。だからこそ、多くの事例に適用できるのではないかと注目が集まった面があると筆者は考えています。

このヘンリック氏の論文が発表された後、賛成にしろ反対にしろ、さまざまな見解が提出され、人類学、考古学、心理学など、多くの分野を巻き込んで議論が巻き起こりました。本節ではまず、この論争について紹介したいと思います。便宜的にではありますが、理論、人類学・考古学、心理学の3つに分けてお話しすることにします。

まずは、ヘンリック氏を批判する、理論的な、あるいは数理モデルの研究について紹介します。ヘンリック氏の理屈はおかしいのではないか、見落としがあるのではないか、といった批判です。これにはたとえば、邦訳された『文化進化論』で有名なアレックス・メスーディ氏がいます。メスーディ氏の業績の中心は、行動実験によるものですが、シミュレーションの研究も多数おこなっています。メスーディ氏は、ヘンリック氏のモデルでは、人口が一定レベルを超えていると、技術水準が永久に上昇していくことを指摘しました。というのは、技術を習得する難しさは、技術水準とは無関係だと想定されていたからです。

そこでメスーディ氏は、技術水準が向上するほど、技術の習得が難しくなるという設定で、シミュレーションをおこないました（Mesoudi 2011）。このシミュレーションでは、集団の技術水準は、人口などのパラメータに依存して、一定のレベルに達すると、そこから変化しなくなります。こちらのほうが現実的なのではないか、というのです。このようにして、理論についても、他の研究者から批判や改善点が指摘され、徐々に修正されていくことになります。

メスーディ氏による批判はしかし、ヘンリック氏のアイディアに根本的な変更をせまるものではありません。蓄積的文化進化において、ほかの要因のほうが重要ではないか、と主張する研究もあります。その代表的な研究者が、集団生物学者、人類学者である青木健一氏です。青木氏は、日本の文化進化の研究とマクロ生物学における理論を牽引してきた研究者のひとりで、氏の『利他行動の生物学』が、筆者の世代からすれば孤高のイメージの強い太田邦昌氏から「精読価値のある進化社会生物学の単行本としてわが国ではほとんど唯一のもの」という評価を受けているのも興味深いところです（太田ほか 1989, p.364）。

ヘンリック氏の集団脳に対して、青木氏が主張したのは、イノベーションの重要性です。

ヘンリック氏のモデルにおいて、弟子が師匠を上回った場合は、なんらかのイノベーションを起こしたとみなせるでしょう。青木氏と、数理生物学者小林豊氏は、ヘンリック氏のモデルを数学的に洗練させることで、イノベーションが起こる確率と人口が技術水準の上昇スピードに与える影響を分析し、イノベーションの確率のほうが、技術水準の上昇に与える影響が大きいことを示しました（Kobayashi & Aoki 2012）。一方ヘンリック氏は、この結果を、ヘンリック氏の論文の仮定を少し緩めても、自身の結果が再現されることを示したと考えているようです（Muthukrishna & Henrich 2016）。

つづいて、行動実験の結果について紹介します。実験による文化進化の研究は、2000年代にはいって、その数を増してきました。行動実験では、実験室で、実際のヒトを被験者として、なんらかの課題に取り組んでもらいます。そして、条件設定によって、被験者の行動やパフォーマンスにどのような変化が起こるのかを調べます。実験室という「不自然」な環境であるため、普段のヒトの行動とは異なる可能性がもちろんあります。

しかし、行動実験が研究プロセスに果たす役割は無数にあります。たとえば、数理モデルによって確かめられた「理屈」が、実際のヒトに当てはまるのかを調べるための最初の一歩になります。また、2018年に残念ながら亡くなられた社会心理学者の山岸俊男氏は、実験を理論に加えられる「鞭」だとしています。山岸氏は、「自分自身が知的な怠惰に陥るのを、実験が押しとどめてくれるからです。つまり、筆者にとって実験は「愛のムチ」(自分の考えが勝手な思いこみに陥りそうになると振り下ろされるムチ)なのです」と語っています(山岸 2010, pp.25-26)。ここでは、理論を批判する側の役割を強調しています。

文化進化研究でよく使われる実験の枠組みは、「伝達連鎖法」とよばれています。ヘンリック氏の理論が、師匠から弟子への技術の継承を想定していたことを思い出してください。弟子のうちもっとも高い技術を持つ人が、次の師匠になります。伝達連鎖法は、この過程を模しています。ある被験者は、その前の「世代」の被験者を師匠として、その技術を観察することができます。

こうして前の「世代」の被験者(師匠)の技術を観察した被験者(弟子)は、自分で新しくものづくりをおこないます。そして今度は、次の世代の師匠となるのです。身も蓋もない言い方をすると、言葉ではなく、ものづくりを通じた伝言ゲームといえるかもしれません。

2010年代の初めは、ヘンリック氏自身のグループを含め、集団脳の理論を検証するための実験結果が多数出版されました。たとえば、ロッククライミング用のロープの結び方を継承できるかを伝達連鎖法の枠組みで検討し、集団サイズが大きいほど技術を喪失させせづらいことを示した研究があります（Muthukrishna et. al 2014）。こうした議論をリードした研究者のひとりが、マキシム・デレックス氏です。デレックス氏の研究を紹介しましょう。デレックス氏は、石器製作や、漁のための網づくりのような課題を模したコンピュータ・ゲームをつくりました（Derex et al. 2013）。

このゲームでは、被験者であるプレイヤーは、食料を獲得し、それぞれの「健康」を最大化するために、鏃か網をつくることになります。どちらをつくる場合も、画面上で操作することで、鏃と網をプレイヤーが意図したものにしていきます。そして、できあがった鏃や網に応じて報酬が得られ、プレイヤーの健康が変化することになります。被験者たちは、最初に鏃と網のつくり方をみせられます。必要な工程は、それぞれ15と39でした。道具製作が終わると、同じグループの他の被験者の得点と道具の製作方法をみることができます。他の被験者がつくった道具をまねることもできるのです。道具製作と他の被験者の観察は15回繰返されます。このゲームを、情報源となるグループの人数を変えておこなうことで、集団サイズが技術水準に与える影響を調べました。グループの人数を2人、4人、8人、16人と変化させたところ、大きな集団ほど、複雑な道具である網のつくり方についての技術水準の低下が防がれる傾向がありました。このことは、ヘンリック氏の理論と整合的です。

しかしその後、「集団脳」が機能するための条件は、そんなに単純ではないのではないか、という研究も出版されました。クリスティン・カードウェル（Christine Caldwell）氏のグループは、被験者に、できるだけ遠くまで飛ぶ紙飛行機をつくる課題を課しました。伝達連鎖法の枠組みで、前「世代」の被験者がつくった紙飛行機を、次「世代」の被験者はみることができます。デレックス氏の実験と同様に、次世代の被験者が参照できる「師匠」の数が、1人、2人、4人と違う条件間で、グループの最大飛距離や、飛距離の変化の仕方を調べました。師匠が複数の場合、「弟子」が自発的に師匠を選べるわけではなく、「師匠」のつくった紙飛行機を順番にひとつずつ観察していきます。

その結果、ヘンリック氏の理論からの予測と異なり、この実験では、グループの飛距離が向上したのは、「師匠」がひとりの場合だけでした。著者らは、「師匠」が増えることによる認知的な負荷のために、技術の向上が起こらなかったのではないかと推測しています。そうしたわけで、行動実験において、集団脳を支持する研究のほうが多いのですが、集団脳が機能するための個人の認知レベルでの条件は、まだ十分にわかっていないことがありそうです。

つづいて、人類学や考古学のデータを用いた研究にうつります。これらは理論的な、理屈

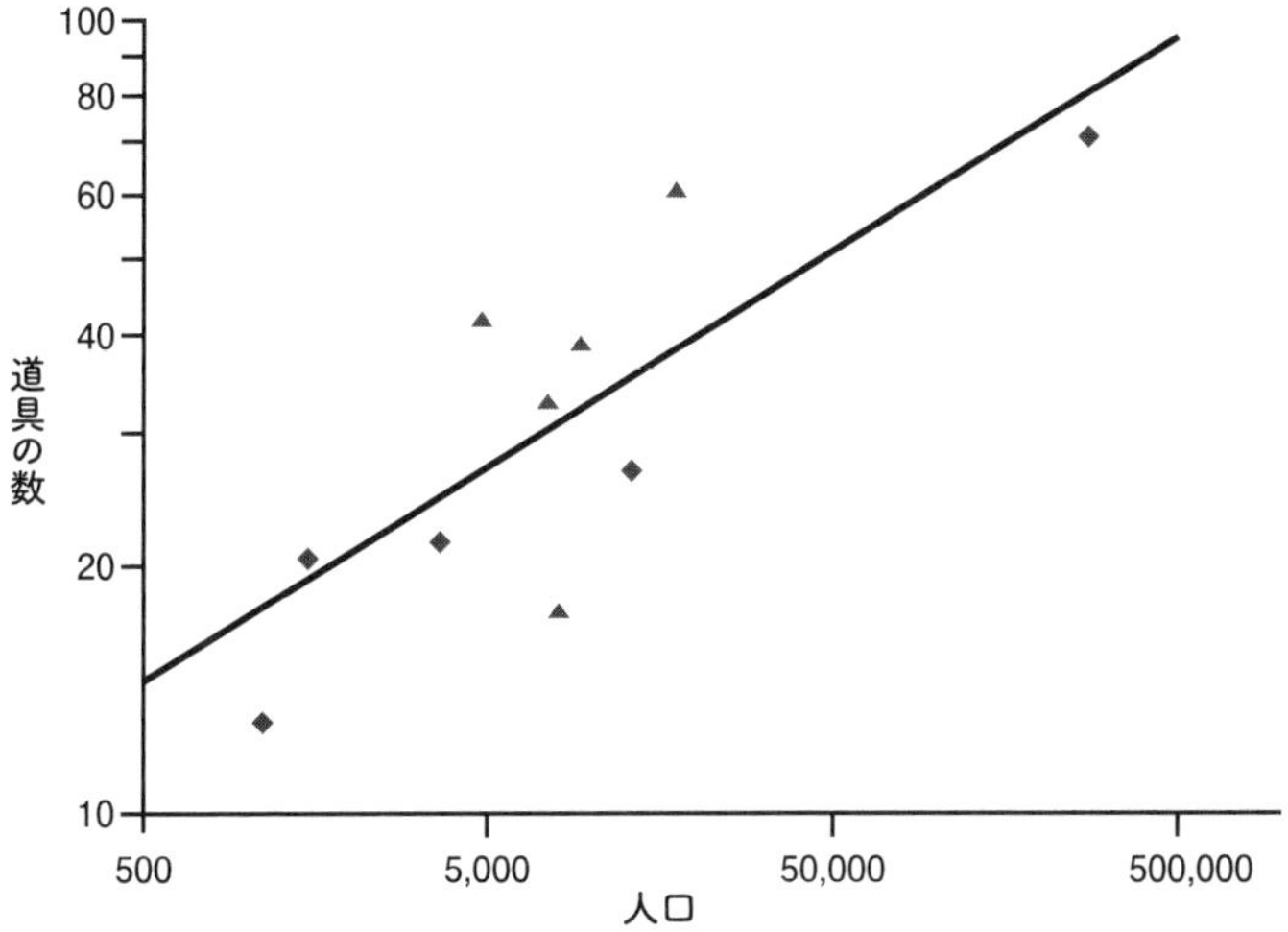

図2：人口と道具の数の関係。Kline & Boyd (2010)を改変。各点がひとつの島を表し、ダイヤが交流が低頻度の島、三角が交流が高頻度の島を表す。

の議論ではなく、現実がヘンリック氏の理論と整合的かどうかを調べた研究になります。ヘンリック氏の理論は、理屈としては正しいはずです。しかし、仮定が現実に合っていなかったり、他の要因があることで、現実が理屈通りにいかないことは多々あります。

第1章で、「力」の比喩を使いました。ヘンリック氏の集団脳は、その「力」を生むひとつのメカニズムです。ほかにも多くの「力」が働いているなかで、変化を駆動する主要な「力」だとは限りません。ですから、いかにももっともらしい理論であっても、現実のデータとつき合わせる必要があります。筆者の私見ですが、「集団脳」の理論が、もっとも苛烈な議論を生んだのが、この分野になるかと思います。

ヘンリック氏の理論と整合的だとされる代表的な研究に、ロバート・ボイド氏らによる、オセアニアの技術の「複雑さ」の分析があります（Kline & Boyd 2010）。この研究では、ヨーロッパとオセアニアのひとびとが接触し始めた時期の、島ごとの道具の数と人口を比較し、人口と道具の数とのあいだの相関を報告しています。加えて、島間の交流を高頻度でおこなっている社会は、人口から期待されるよりも道具の数が多く、交流が低頻度の社会は、人口から期待されるよりも道具の数が少ない傾向がありました。どちらも、ヘンリック氏の理論と整合的です（図2）。

次は、ヘンリック氏に反対する意見を紹介しましょう。この領域でヘンリック氏を批判している代表的な研究者に、考古学者のマーク・コラード氏がいます。コラード氏は、ヘンリック氏のモデルによる研究動向の変化を「人口学的転回」と名づけ、２０１０年代に、ヘンリック氏を批判する論文を多数出版しています（たとえばVaesen et al. 2010）。コラード氏らは、現代および先史時代の狩猟採集民の道具の技術水準を、道具の種類数や部品の数などの指標で測りました。そして人口との相関を調べることで、ヘンリック氏が主張するような、技術水準と人口との相関がみられないことを報告しています。

コラード氏が、代わりに要因として主張したのが、食料の獲得におけるリスクです。食料が獲得できるかどうかが不透明な、不確かな環境であるほど、道具の複雑さによって測られる技術水準が高い傾向がみられました。これは、厳密には、ヘンリック氏の集団脳のメカニズムがはたらいていないわけではないかもしれません。食料獲得におけるリスクと集団脳、ふたつのメカニズムから生まれる「力」が同時に働いていて、狩猟採集民においてはリスクの要因が集団脳を上回っている、または覆い隠している、と表現できます。

コラード氏が来日された際、あるひとつの理論を使ってデータを説明しようとすれば、「説明」できてしまう、だから、複数の理論のどちらがより良く説明できるのかを比較しなければならない、とおっしゃっていたのを覚えています。定量的なデータ解析では、なんらかの指標を使って、ある統計モデルがデータを「説明できている」度合いを定量化します。もし、ひとつのモデルだけ使ったのなら、「説明できている度合い」の数字が得られたとしても、それが高いのか低いのかわかりません。ですから、複数のモデルを比較して、どれが他と比べてどの程度よいのかを示さなければならないのです。

その後、別の研究者たちが、コラード氏によるリスクの要因と、ヘンリック氏による集団サイズと技術水準の関係性の両方を考慮した数理モデルをつくりました。そして、もし農耕がコラード氏がいうような食料獲得のリスクを低減させる働きができるなら、狩猟採集民では、人口と道具の数に相関がなく、農耕民ではみられるというパターンを再現できると報告しています（Fogarty & Creanza 2017）。

ヘンリック氏の集団脳は、技術水準のように、仮に無理やりであったとしても、測ろうとすれば一元的にその「良さ」を測ることのできるようなものを想定していました。しかし、すべての文化が、そのようにして測れるわけではありません。こうした、少なくとも道具よりは性能を測りがたいものに、言語や民話があります。しかし、道具と比較すると、こうした対象に人口がどのような影響を及ぼしているのか、結果は一貫していません。たとえば、アルベルト・アチェービ氏らは、ヨーロッパの民話について3種類の「複雑さ」と人口との関係を類型化したものを調べました（Acerbi et al. 2017）。民話の分析は伝統的に、「モチーフ」とよばれる、物語の要素を類型化したものを単位として分析されてきました。モチーフには、たとえば「人間と動物が結婚する」「主人公に試練が課される」といったものがあります。

この研究では、モチーフに加えて、より広いカテゴリと細かいカテゴリも、解析するデータとしました。前者は、モチーフの組み合わせによってできている民話の種類数、後者としては、たとえば『赤ずきんちゃん』で主人公が赤ずきんをかぶっているかどうかなどで、これをアチェービ氏らは「形質」と呼んでいます。分析の結果、民話の種類数と人口のあいだには正の相関がありましたが、民話を構成する「モチーフ」と人口とは負の相関が、「形質」の種類数と人口とは相関がありませんでした。

集団遺伝学をベースに、技術以外の文化多様性を説明するような理屈も存在します。まず、人口が多いほど、考える頭が多いということなので、新しく生み出されるものの数自体は多くなりそうです。しかし、そうして新しいものが集団全体に行き渡るのは、人口が多いほど難しいかもしれません。とくに同調圧力がある場合は、人口が多いほどその作用が大きそうです。そのように、さまざまな要因が重ね合わされているため、残念ながら現状でははっきりとした結論をくだすことができません。

ここまで、ヘンリック氏の集団脳の理論をめぐる、この20年弱の議論を大まかに紹介しました。ここで取り上げたのは、世界中の研究者がおこなってきた議論のごく一部に過ぎません。本節の結果をまとめると、まず、ヘンリック氏の集団脳の理論は、技術水準の向上のような、蓄積的文化進化や文化多様性形成のメカニズムとして、理論的にはありうるし、一定の設定のもとでは、実験室でも起こりえます。また、実際に人類史のなかで働いてきたメカニズムであるということも十分にありそうです。

しかしながら、環境や社会の条件次第では、集団脳よりも優越するメカニズムがありそうですし、その働きを弱めたり、覆い隠したりするメカニズムの存在も示唆されています。そうしたわけで、人類史の総合的な理解のためには、まだまだ研究が必要だといえそうです。

▼▼▼集団脳とイノベーション

ジョセフ・ヘンリック氏は、彼の集団脳の理論を、さらに拡大させています。彼と、その弟子であるマイケル・ムスクリシュナ氏は、「文化的な脳」仮説を唱えています(Muthukrishna & Henrich 2016)。ヒトの脳容量の増大は、自然人類学者や霊長類学者を中心として、長く研究されているテーマです。もちろん、脳容量の増大は、なんらかの機能を担うためだと想定されています。有名なのは、ロビン・ダンバー氏の「社会脳」仮説です。

ダンバー氏は、ヒト以外の霊長類の大脳新皮質のサイズを横軸に、縦軸に群れのサイズをとって、散布図をつくりました(Dunbar 1992)。そうすると、大脳新皮質のサイズから群れのサイズを予測する関係式が導けます。ここに、ヒトの大脳新皮質のサイズをいれてみると、ヒトの群れサイズは約150と計算されました。この150という数字は「ダンバー数」ともよばれ、ひろく社会に普及しています。普及するのみならず、ある種の「社会実装」までされており、たとえばスウェーデンの税務庁は、オフィスの人数を１５０人以下にしているようです。

しかし、ダンバー氏の最初の論文以来、数多くの批判がなされてきました。近年出版された研究では、ダンバー氏と同様の大脳新皮質のサイズと群れのサイズの解析を、更新されたデータと統計手法でおこなったところ、推定されたヒトの集団サイズは仮定によりますが、70〜１１０とダンバー数よりもやや低い値でした。のみならず、統計的に計算された推定値の「幅」は非常に広く、推定値の不確実性が高いことを示唆しています。

ヘンリック氏らの「文化脳」の仮説も、脳容量の増大に関する仮説ですが、その名の通り、脳の増大によって達成される機能は、文化伝達であるという主張です。そして、こうした「文化脳」がつながって「集団脳」が形成されているのだとしています。

ヘンリック氏とムスクリシュナ氏は、イノベーションの源泉として、⑴セレンディピティ、⑵文化的な「組み換え」、⑶漸進的な改良の３つを挙げています。セレンディピティとは、偶然によるひらめきのことです。たとえば抗生物質であるペニシリンの発見は、アレクサンダー・フレミングがアオカビの胞子をたまたま細菌を培養しているシャーレに落としてしまったことに端を発します。

2番目の「組み換え」とは、これまでは結びついていなかった2つのアイディアを結びつけることです。組み換えはもともと遺伝学の概念で、父親と母親の染色体の対応する部分が入れ替わり、新しい遺伝的変異が生まれます。それと同様に、異なるアイディアの組み合わせによって、新しいアイディアが生まれることを「文化的組み換え」と表現しています。

サイエンスライターのマット・リドレー氏は、『繁栄』のなかで、人類史を駆動した要因として、交換と専門化を挙げています。専門化によって、特定の領域に特化して高度な知識が生み出され、それらが交換され相互に結びつくこと——リドレー氏の表現を借りれば、「セックス」し「つがう」こと——によって、発展が起こるというのです。専門化にしろ、交換にしろ、人口の増加や交易のネットワークの拡大が重要であり、ヘンリック氏らの議論とかなり整合的です。実際、リドレー氏は、ヘンリック氏の論文を引用しています。そういうわけで、リドレー氏は、イノベーションは、「アイディアのセックス」から生まれており、この2世紀ほどのイノベーションの爆発は、アイディアを共有する技術が普及したことで、この「アイディアのセックス」がいたるところで起こったためだと主張しています。

リドレー氏の議論や、ヘンリック氏らが強調する「文化的組み換え」は、さきほども登場

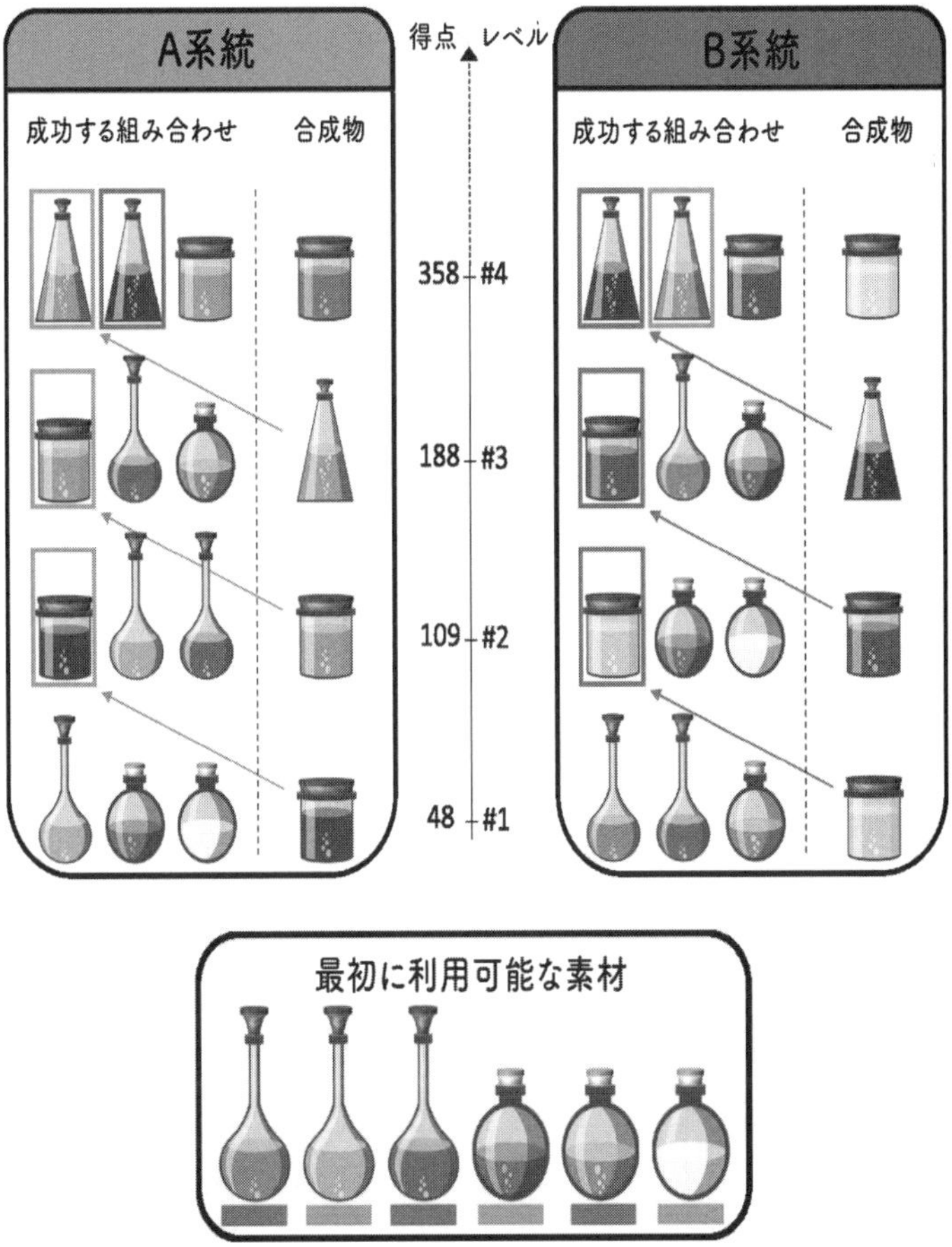

図3：デレックス氏の実験における薬の合成。レベル4の薬をつくるには、他系統のレベル3の薬が必要になる。Derex and Boyd (2016)の図1を改変。

したデレックス氏の別の実験の結果を想起させます。この実験について紹介しましょう（Derex & Boyd 2016）。

被験者は、パンデミックを沈静化させるための薬をつくるというコンピュータ・ゲームをプレイします。この実験がおこなわれたのは2016年であるため、新型コロナウイルス感染症からアイディアを着想したわけではありません。被験者は2種類の素材を組み合わせて薬をつくるのですが、こうしてできあがった薬を次の素材として、さらに効果の大きい薬をつくることができます。薬には「レベル」が設定されており、レベル2の薬はレベル1の薬の合成でつくられ、レベル3の薬はレベル2の薬の合成でつくられます。レベル4の薬はレベル3の薬の合成でつくられるのですが、薬には「系統」が存在し、レベル4の薬をつくるには、異なる系統のレベル3の薬が必要です。そのため、レベル4の薬をつくるには、集団内で両方の系統の薬をつくっておく必要があります（図3）。

デレックス氏らが調べたのは、どのような社会構造であれば、レベル4の薬をつくりやすくなるかということです。実験では、ふたつの条件が比較されました。ひとつめは、全員が全員の行動を観察できる条件です。この実験は、6人1グループでおこなわれるのですが、その際、6人全員の行動を観察することができます。

ふたつめは、6人1グループなのは変わらないのですが、観察できるのはペアとなったひとりだけという条件です。このペアは、実験中に交代します。デレックス氏らが、いつ、どのレベルまで到達したかを条件間で比較したところ、レベル3まで到達するスピードは、6人全員の行動が観察できる条件のほうが速かったのですが、レベル4に到達するグループ数は、限定的な人数しか観察できない条件のほうが多い、という結果になりました。

全員の行動がみえる条件だと、全員が一方の系統のレベル3の薬をつくったところで、新しい薬のつくり方を探索をすることをやめてしまったようでした。このことは、全員が共通の薬をつくっていることで、それが最適解だと考えてしまったせいかもしれません。多様性がイノベーションの源泉だとすると、社会的影響が多様性を減じるほうにはたらくことで、イノベーションを阻害することがあるということは示唆的です。

最後の漸進的な改良について、ヘンリック氏は、現在「発明家」として名を残している人の多くは、厳密には最初にその発明をおこなった人ではなく、普及させた人であると論じます。言い換えると、実際には、漸進的な改良が積み重ねられてきたなかで、普及に成功した段階が、質的な変化のように語られているというのです。

このことに関連して、ケビン・レイランド氏のグループは、コンピュータプログラムの改良を対象としたデータ解析の結果を報告しています（Miu et al. 2018）。彼らが分析したのは、プログラミングコンテストのデータです。このコンテストでは、参加者は、数独パズルなどの問題を解くプログラムを作成し、締め切りまでに提出します。締め切りまでは何度提出してもよいのですが、提出するたびに、得点が表示されます。このデータを分析したところ、まず、多くの参加者は、現在のトップにいるプログラムをコピーし、それに少しだけ手を加えて提出していました。その結果、プログラムの多様性は低くなり、得点の上昇はあまり起こりません。

その一方で、ごく少数の、大きな修正をおこなったプログラムが、まれにこれまでのトップを上回る得点をとることがありました。大雑把なまとめになりますが、プログラミングコンテストでは、微修正と、まれに起こる大変化を繰り返すことで、プログラムの性能が向上していっていました。なにをもって大きな変化とするのかにもよりますが、大半の変化は微修正であるということは、多くのケースに当てはまりそうです。

ヘンリック氏らが挙げているイノベーションの要因は、多様なアイディアや情報に触れることの恩恵を強調するもので、偉大な天才の才能によるのだ、という歴史観に疑問を投げかけています。セレンディピティが起こるためには、誰かの失敗を含むさまざまな情報に触れる必要があります。

また、「文化的組み換え」が起こるためには、多様なアイディアにアクセスできることが必要です。「集団脳」によるイノベーションが研究者たちに受け入れられやすいのには、たとえば科学史などの研究が進展することで、「天才」とされる人々の業績における、先行研究や社会ネットワークの役割が明らかになってきたこともあるのかもしれません。

たとえば『ルネサンスの工学者たち』は、レオナルド・ダ・ヴィンチの工学的な仕事が、同時代の工学者たちから大きな影響を受けていたことを明らかにしています（Gille 1964）。また、スティーブン・ジョンソン氏の『世界をつくった6つの革命の物語』も、そうした視点から、さまざまな発明が結実する様子が描かれています（Johnson 2015）。

▼▼▼社会の複雑化・集団脳・感染症

一度、ここまでの議論をふりかえりたいと思います。前章でみたとおり、狩猟採集、定住、農耕の開始、都市の誕生、国家形成といった人類史上の画期を経ると、集団の人口は増加し、交易など長距離の集団間での相互作用もはじまり、そして拡大しました。その結果、感染症が蔓延しやすい環境が用意され、地球上のどこかで起こった感染症の蔓延が、別のところに届けられ、感染の規模が拡大するようになりました。

他方、これはヘンリック氏の集団脳や、アイディアの「文化的組み換え」によれば、蓄積的文化進化が起こりやすい社会状況でもあります。異なる発明を同じ土俵に上げて数を比較することは大変むずかしいのですが、素朴な感覚からすれば、国家形成後の技術の進展のスピードは、それまでと比較して著しく速いように思われます。

シルクロードを通じた、ユーラシア大陸の東西での技術や作物の交換、または「コロンブスの不平等交換」といった、長い距離を隔てた交流が、いかに社会をさまがわりさせていったのかをわれわれは知っています。したがって、人類の技術発展と、感染症の大規模な蔓延は、この大きな時空間スケールにおいては、ともに人口の増加や交流の拡大によって、大きな影響を受けていそうです。

こうした大きなスケールのなかで、そうした傾向がみえるとしても、それがよりミクロな基礎づけができているのかを確認することは重要です。第1章で、文化伝達と感染とのあいだのメカニズムの類似について取り上げました。これをより直接的に検証すること、つまり、個体間の相互作用における文化や情報の伝達と、病原体の感染を、両方追跡する研究が、ヒト以外の霊長類を主な対象として盛り上がりつつあります。その前段階として、まずは「社会ネットワーク」についてお話しします。

感染症と社会ネットワーク

本章ではここまで、ヘンリック氏の集団脳の理論を中心に、イノベーションと社会ネットワークとの関係について紹介しました。ここからは、本書のテーマである、文化進化と感染症のダイナミクスを、社会ネットワークでつなぐ研究を紹介します。その前に、ネットワークを扱う学問分野について、簡単に紹介しようと思います。

筆者が学生であった2004年から2013年のあいだに、まさに勃興したといえる分野が「ネットワーク科学」です。きっかけとなったのは、1998年と1999年に発表された論文です。ひとつは、コーネル大学で当時物理学を専攻していたダンカン・ワッツ氏と数学者のスティーブン・ストロガッツ氏による「スモールワールド・ネットワーク」の研究です（Watts & Strogatz 1998）。

現実の世界の知り合いを辿ると、ごくわずかな知人を介するだけで、驚くほど遠い人につながることが往々にして起こります。「スモールワールド」とは、こうした現実を表す言葉です。「スモールワールド」であることと、「知り合いの知り合いは知り合い」といった関係がよくみられることとは、一見矛盾するように思われます。しかし、スモールワールド・ネットワークは、こうした相反するように思える性質を兼ね備えたネットワークです。

もうひとつが、ネットワーク科学の創始者として名前が挙げられることも多い、物理学者アルバート・ラズロ・バラバシ氏とレカ・アルバート氏による、「スケールフリー・ネットワーク」についての論文です（Barabási & Albert 1999）。ヒトの社会ネットワークを分析すると、大多数の人は平均以下の数の友達しかおらず、ごく少数の人が、平均をはるかに上回る数の友人を持っています。スケールフリー・ネットワークは、そうした偏ったつながりの分布を持つネットワークで、バラバシ氏らは、それがどのようなメカニズムから生じうるかを論じました。

これらの論文の発表後、さまざまな対象において、「スモールワールド・ネットワーク」や「スケールフリー・ネットワーク」を見つけたという報告が相次ぎました。社会ネットワークの分析自体は、社会学を中心に、長い研究の歴史があります。また、数学にも、グラフ理論とよばれる分野が存在します。「複雑ネットワーク」の研究は、そうした研究の蓄積を利用し、また同時に刺激を与えながら発展しました。その中でも特徴は、計測技術の発展などで大規模なデータが利用可能になったこと、そのうえで、比較的シンプルで強力な分析ツ

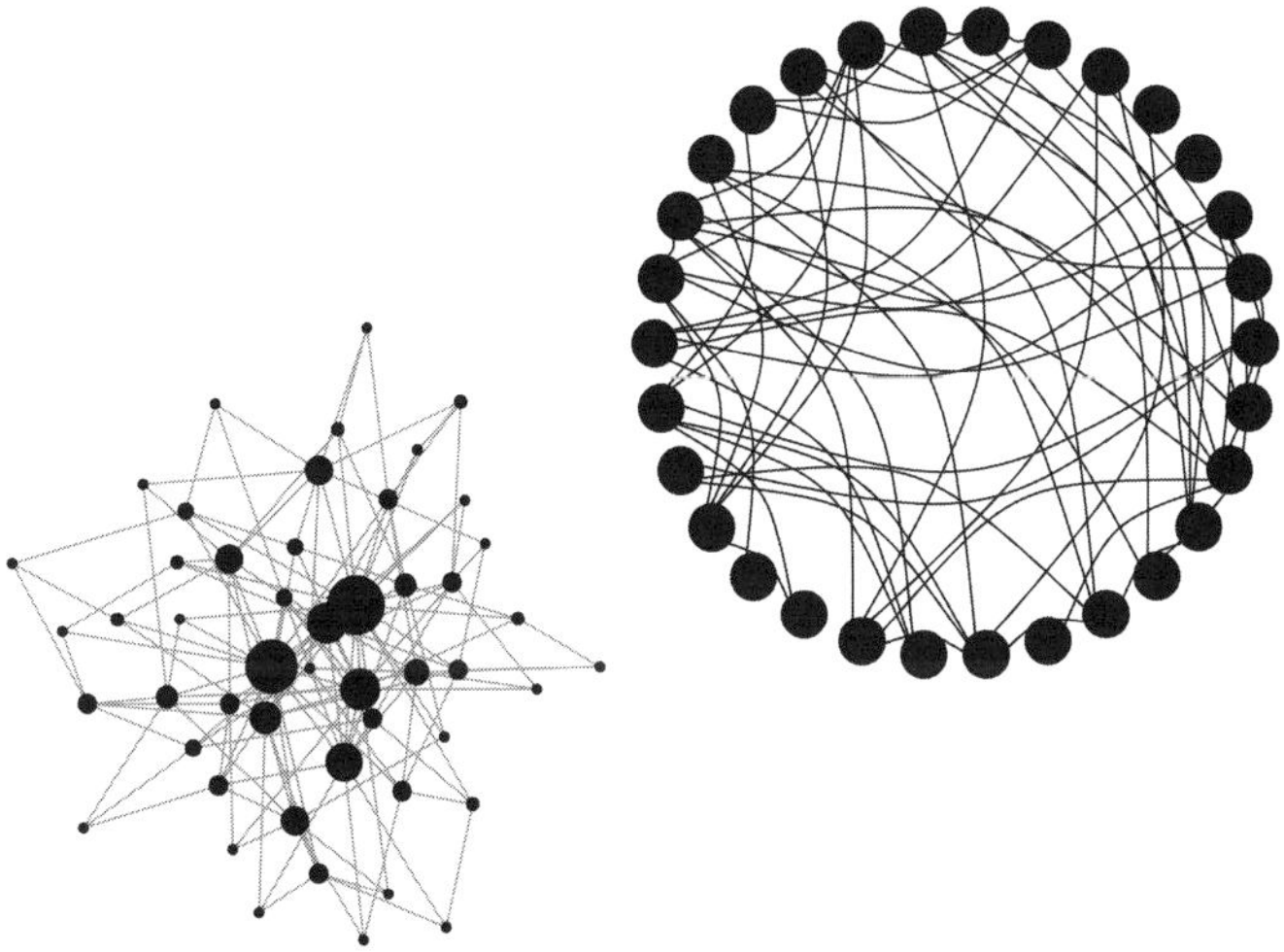

図4：スケールフリー・ネットワーク（左下）とスモールワールド・ネットワーク（右上）。

ールを簡便に使える環境が整えられたことにあるのではないかと思います。

こうした「発見」のブームはもう過ぎた、と言ってしまってよいかと思いますが、そうした見かけ上のパターンではなく、各分野で関心のあるプロセスを研究するための道具として、ネットワークとその分析手法は取り入れられています。その中でも、「花形」のひとつがネットワーク上の感染症の研究で、新型コロナウイルス感染症の分析においても活躍しています。

スケールフリー・ネットワークについて述べたように、交友関係に大きなばらつきがあると、感染者のなかには、多くの人に感染させてしまう人がいることになります。こうした人を「スーパースプレッダー」と呼びます。新型コロナウイルス感染症の分析でも、少なくとも初期には、少数の「スーパースプレッダー」が感染症の拡大に大きな影響を与えている可能性が指摘され、日本の対策もそれを意識したものになりました。また、感染拡大を引き起こしやすい社会ネットワークと、そうでないものがあることも、多くの研究によって明らかにされています。なかでも、スケールフリー・ネットワークは、感染拡大を引き起こしやすいネットワークだといえます（図4）。

文化進化と感染症の関係については、実のところ、ヒトよりも、ヒト以外の霊長類を対象にした研究のほうが豊富です。そして、たとえば人口密度の高さによる接触機会の増加などは、ヒトのみならず他の動物にも当てはまる、根本的な感染メカニズムです。蓄積があるとはいえ、感染症・情報伝達・社会ネットワークの相互作用についての体系的な研究は、比較的最近になって盛り上がりをみせています。

感染症・情報伝達・社会ネットワークの相互作用について説明するために必要なので、2種類の「学習」について説明します。文化進化の研究では、生物が情報を獲得することを「学習」とよびます。そして、非常に大雑把な区分ですが、学習を「個体学習」と「社会学習」のふたつに区分します。個体学習は、試行錯誤など、他個体との社会的な相互作用を伴わないものを指します。そのかわり、多くの場合は、環境との相互作用を伴うことになります。個体学習によって新しい技術や行動が生み出された場合、それを「イノベーション」とよぶことがあります。ヒト以外の動物の場合、独力で新しい餌場を探索したり、餌の新しいとり方を生み出すことが個体学習に分類されます。反対に、社会学習は、その名のとおり社会的な相互作用を伴う学習です。模倣がその一例として挙げられます。

個体学習と社会学習には、それぞれ利点と欠点があります。個体学習は、多くの場合、自分で直接試すわけですから、現在よりもなんらかの点で「よい」答えにたどり着くことが多いでしょう。しかし、試行錯誤する時間や労力、あるいはその過程でさまざまな危険にさらされることがあるなど、コストも高くなります。社会学習は、そうしたコストをこうむる可能性は低くなるでしょうが、「よい」答えを知っている個体が持つ情報を獲得しなければ、誤った行動をとってしまうリスクがあります。

ジョセフ・ヘンリック氏とナタリー・ヘンリック氏は、フィジーの女性の食物に関する禁忌を、誰から学習したのか調査しました（Henrich & Henrich 2010）。母親や祖母、長老といった社会学習を示唆する結果が並ぶなか、ごくわずかですが、「直接経験した」という回答があります。これが個体学習です。禁忌になっているものは、毒のあるものも含まれているため、当然ながら自分で試すことには危険があります。それが個体学習に伴うコストです。

ヒトと他の生物を比較した場合に、学習能力の高さが特徴として挙げられることがあり、それがヒトの文化の基礎となっていると主張されます。しかし、個体学習と社会学習のうち、どちらが鍵なのかについては議論があります。ヒトと他の類人猿の比較研究で大きな業績を残しているマイケル・トマセロ氏は、社会学習における差異を強調します（Tomasello 2001）。トマセロ氏は、いわゆる模倣を、イミテーションとエミュレーションにわけています。

エミュレーションは、目的だけをまねるもので、達成方法はまねされません。イミテーションでは、目的だけでなく、達成方法もまねされます。トマセロ氏は、イミテーションはヒトにしかできないと主張しています。他方、比較する対象を変えて、個体学習に注目する研究者もいます。青木健一氏は、ヒトとネアンデルタール人とを比較した場合、ヒトだけが生き残った原因は、個体学習能力の差にあるとする仮説を提唱しました。しかしヘンリック氏の理論の影響もあり、現在、そうした能力の差というよりも、人口密度や社会ネットワークの規模の影響が大きいと考える研究者が増えています。ヒトの個体学習と社会学習のどちらを強調するかは、何と比較するかに大きく依存しそうです。

もちろんヒトが卓越しているとはいえ、ヒト以外の霊長類においても、社会学習は大きな利益をもたらします。採餌《さいじ》や外敵など、さまざまな情報がやりとりされていると考えられます。

ヒト以外の霊長類には、ヒトのような遠隔のコミュニケーションを可能とする技術、たとえば手紙やメールソフトはありませんから、原則的には比較的近い距離での「社会的接触」によって情報が伝わると考えられます。そして、もしその接触の相手が感染症に罹患していれば、それは感染機会になりえます。あちらを立てればこちらが立たず、のように、一方を改善しようとすると、もう一方が悪化するような関係をトレードオフとよびます。社会学習と感染症の蔓延にはこのトレードオフの関係が成り立っているのではないか、と多くの研究者が考えています。

ですが、感染症の蔓延によって、状況が変化することがあります。たとえば、ヒト以外の霊長類であっても、感染症に罹患した個体を避けるような行動がみられます。そうすると、社会ネットワークの構造そのものが変わります。感染拡大が続けば、群れが離散することもあるかもしれません。その結果、社会的な情報伝達で利益を受けていた集団が、感染症の発生によって離散して群れでいることの利益を失うが、感染症がおさまったらまた群れをつくり、社会学習のメリットを享受し……という、サイクルができるかもしれません。また、もしかすると最初から、社会学習と感染のトレードオフを緩和できるような社会ネットワークを形成しているかもしれません。こうしたことが起こっているのか、具体的な研究をいくつか紹介したいと思います。

まず、社会学習をおこなうと、ほんとうに感染症に罹患しやすいのかについての研究を紹介します。霊長類における感染症の研究を主導する研究者のひとりが、霊長類学者のチャールズ・ナン氏です。ナン氏らのグループは、ヒトとヒト以外の霊長類のデータを集成し、霊長類127種について、寄生虫の豊富さと学習行動について調べました(McCabe et al. 2015)。

彼らが立てた仮説はふたつです。まず、個体学習を頻繁におこなう種は、環境と相互作用する時間が長くなるため、環境由来の、たとえば土壌に存在するような寄生虫に寄生されている可能性が高いでしょう。反対に、社会学習を多くおこなう種は、同種他個体との接触によって感染する寄生虫に寄生されている可能性が高くなると予想されます。そして、分析の結果は、この予測の通りでした。個体学習にせよ社会学習にせよ、それぞれの学習行動によって接触機会が多い寄生虫に寄生されている傾向がみられました。これらは、情報を獲得する学習という行動に伴う「コスト」とみなすことができます。

本節でとくに重要なのは、社会学習を多くおこなう種が、社会的な相互作用によって感染する寄生虫に寄生されている傾向が強かったことです。他者から情報を獲得するためには、感染症に罹患するリスクをおかさなければならないのです。したがって、種というレベルでみれば、社会学習と感染のあいだにはトレードオフがあるといえそうです。

しかし、ナン氏らのこの分析からは、群れサイズと寄生虫の感染度合いに相関はみられませんでした。ナン氏らは、さまざまな生物種を対象とした別の研究で、群れサイズが大きくなると、集団が分節化され、よく接触する個体とそうでない個体が分かれる傾向があることを報告しています（Nunn et al. 2015）。そのため、種によっては、群れサイズが大きくなっても、他個体との接触頻度は見かけよりは上がらず、感染症の蔓延が抑えられる可能性があります。一方、群れサイズと寄生虫に感染している度合いに相関があることを報告している研究もあり（Patterson & Ruckstuhl 2013）、おそらく、どのようにデータセットを構築するのかによって結果が影響を受けるのだと思われます。

数理生物学者の佐竹暁子氏のグループは、コウモリを想定した数理モデルをつくることで、情報伝達、感染症、社会ネットワーク構造のあいだの関係を調べました。このモデルでは、コウモリたちは、ねぐらを探索し、社会学習によってねぐらの「質」に関する情報を共有します。そして、コウモリたちのねぐらの選択パターンを、大多数がねぐらに残る「定住」、全員で移動する「同期移動」、全員がばらばらに移動し、小グループを形成する「離合集散」の3つに分類しました。

コウモリがよいねぐらを選ぶうえで、感染症を考慮しない場合は、「定住」型の移動メカニズムがもっとも有効でしたが、感染症のリスクが大きい場合は、「離合集散」メカニズムが有効になりました。「定住」型のメカニズムが有効なのは、大きなグループによる情報共有が有効にはたらくからです。佐竹氏らは、「離合集散」のメカニズムが、情報共有と感染症のバランスをとった方法なのではないかと考察しています。コウモリとまったく同じわけではありませんが、狩猟採集社会の一部やチンパンジーも、離合集散型だとされています。

上記の結果は、生物が、原則としては社会学習によるメリットと感染症によるデメリットのトレードオフに直面していることを、理論的にも、実証的にも示しています。そして、それらのバランスをとったり、解消する手段を模索します。進化の歴史の大半においては、社会ネットワークの変化は、免疫機構と並び、主要な手段だったと考えられます。

本節では、ヘンリック氏の集団脳や、その他の人口や社会ネットワークが蓄積的文化進化に影響するメカニズムについて紹介してきました。そして、ヒト以外の動物も、社会学習と感染症のあいだのトレードオフに向き合っていることを紹介しました。集団脳とは別に発展してきた「集合知」に関する研究の蓄積もあり、現在、融合が試みられています。将来は、さまざまなメカニズムを統一的に整理した、新しい理論に結びつくかもしれません。

ここまで、人類史の大きな時空間スケールと、社会ネットワークによって結ばれた個体というミクロなスケールのふたつから、情報伝達と感染症のあいだのトレードオフを確認しました。しかし、その中間の時空間スケールでは、実際のところ、明確なデータで蓄積的文化進化と感染症の関係を示すことは難しくなっています。定住や農耕の開始後がそうではないというつもりはないのですが、とくに国家形成以後は、さまざまな発明や技術改良と、人口や国家間交流、感染症の動態が、「波」のように振動し、ターチン氏が大国の興亡のサイクルを主張したように、時間的に大きく変動することが想定されます。

文字の登場で、人の頭のなかを知識が抜け出すなど、ヘンリック氏のモデルが想定していない状況になってもいます。そういうわけで、人類史的な時空間スケールでは、感染症と技術水準、人口は相関していそうですが、国家形成以降では、関連する要因が増え、その絡み合いが複雑になり、どこかでスナップショットをとっても、相関が検出されない可能性が高そうです。

現代の特許のデータなどをもちいて、イノベーションの数と関連する要因を探している研究もあります。そうした研究では、人口もそうですが、自由主義・個人主義的か集団主義的かという、社会の「空気」のようなものが大きな影響を持っていると報告しています(Murray 2014)。

大まかには、「西洋」諸国が個人主義、「東洋」諸国が集団主義と分類されているため、「西洋」諸国のほうが特許などで測られるイノベーションが多いという結果となって報告されています。もちろん、今現在の特許の数などはそうなのだと思いますが、たとえば中国の宋代の三大発明など、発明の中心地が西欧以外であった時代もありました。宋が自由主義的な国であった可能性はありそうですが、そうすると、自由主義や集団主義が、どの程度のタイムスパンで生じるものなのかという疑問が浮かびます。

こうした国家を単位とした研究一般に対する、文化進化の研究者からの批判を次章で紹介します。ただ、さまざまな要因がからみあって働いていたとしても、集団脳のメカニズムも、感染症が蔓延するメカニズムも、国家形成以後も働いていたということは、念頭に置いておく必要があります。

本節で示したように、ヒト以外の霊長類や、その他の動物の社会ネットワークが、感染症の影響を受けているとする研究があると、ヒトに関しても、制度や慣習を含む、社会のさまざまなシステムが、感染症の影響を受けているのではないか、と考えたくなります。実際に、そうした仮説は提唱され続けており、その中には、2010年代に激しい論争を巻き起こしたものがあります。次章では、人類が感染症に対抗してきた手段について紹介します。感染症が人類の社会システムに与えた影響については、次章の後半で扱うことにします。

■参考文献

太田邦昌・宮井俊一・鈴木邦雄著・日高敏隆・日本動物学会編（1989）『進化学 新しい総合』学会出版センター。

山岸俊男（2002）『心でっかちな日本人 集団主義文化という幻想』日経ＢＰマーケティング。

Acerbi, A., Kendal, J., & Tehrani, J. J. (2017). Cultural complexity and demography: The case of folktales. *Evolution and Human Behavior*, 38(4), 474-480.

Barabási, A. L., & Albert, R. (1999). Emergence of scaling in random networks. *Science*, 286(5439), 509-512.

Boyd, R., P. J. Richerson, J. Henrich, and J. Lupp. (2013). The cultural evolution of technology: Facts and theories. In P. J. Richerson and M. H. Christiansen (Eds.) *Cultural evolution: Society, language, and religion,* (pp.119-142) MIT Press.

Derex, M., Beugin, M. P., Godelle, B., & Raymond, M. (2013). Experimental evidence for the influence of group size on cultural complexity. *Nature,* 503(7476), 389-391.

Derex, M., & Boyd, R. (2016). Partial connectivity increases cultural accumulation within groups. *Proceedings of the National Academy of Sciences USA,* 113(11), 2982-2987.

Derex, M., & Mesoudi, A. (2020). Cumulative cultural evolution within evolving population structures. *Trends in Cognitive Sciences,* 24(8), 654-667.

Dunbar, R. I. (1992) Neocortex size as a constraint on group size in primates. *Journal of Human Evolution* 22(6), 469-493.

Fay, N., De Kleine, N., Walker, B., & Caldwell, C. A. (2019). Increasing population size can inhibit cumulative cultural evolution. *Proceedings of the National Academy of Sciences USA,* 116(14), 6726-6731.

Fogarty, L., & Creanza, N. (2017). The niche construction of cultural complexity: Interactions between innovations, population size and the environment. *Philosophical Transactions of the Royal Society B*, 372(1735), 20160428.

Gille, B. (1964) *Les ingenieurs de la Renaissance.* Hermann.（＝山田慶兒訳 2005『ルネサンスの工学者たち レオナルド・ダ・ヴィンチの方法試論』以文社）

Henrich, J., & Henrich, N. (2010). The evolution of cultural adaptations: Fijian food taboos protect against dangerous marine toxins. *Proceedings of the Royal Society B*, 277(1701), 3715-3724.

Ihara, Y., & Feldman, M. W. (2004). Cultural niche construction and the evolution of small family size. *Theoretical Population Biology*, 65(1), 105-111.

Johnson, S. (2015). *How we got to now: Six innovations that made the modern world.* Riverhead Books.（＝大田直子訳 2016『世界をつくった6つの革命の物語 新・人類進化史』朝日新聞出版）

Kobayashi, Y., & Aoki, K. (2012). Innovativeness, population size and cumulative cultural evolution. *Theoretical Population Biology*, 82(1), 38-47.

Kline, M. A., & Boyd, R. (2010). Population size predicts technological complexity in Oceania.

Proceedings of the Royal Society B, 277(1693), 2559-2564.

Kobayashi, Y., & Aoki, K. (2012). Innovativeness, population size and cumulative cultural evolution. *Theoretical Population Biology*, 82(1), 38-47.

Mace, R., & Silva, A. S. (2016). The role of cultural group selection in explaining human cooperation is a hard case to prove. *Behavioral and Brain Sciences*, 39, e45.

McCabe, C. M., Reader, S. M., & Nunn, C. L. (2015). Infectious disease, behavioural flexibility and the evolution of culture in primates. *Proceedings of the Royal Society B*, 282(1799), 20140862.

Mesoudi, A. (2011). Variable cultural acquisition costs constrain cumulative cultural evolution. *PLoS ONE*, 6(3), e18239.

Miu, E., Gulley, N., Laland, K. N., & Rendell, L. (2018). Innovation and cumulative culture through tweaks and leaps in online programming contests. *Nature Communications*, 9(1), 1-8.

Murray, D. R. (2014). Direct and indirect implications of pathogen prevalence for scientific and technological innovation. *Journal of Cross-Cultural Psychology*, 45(6), 971-985.

Muthukrishna M, Shulman, B. W., Vasilescu, V., Henrich J. (2014) Sociality influences cultural complexity. *Proceedings of the Royal Society B*, 281(1774) , 20132511.

Muthukrishna, M., & Henrich, J. (2016). Innovation in the collective brain. *Philosophical Transactions of the Royal Society B*, 371(1690), 20150192.

Nunn, C. L., Jordán, F., McCabe, C. M., Verdolin, J. L., & Fewell, J. H. (2015). Infectious disease and group size: more than just a numbers game. *Philosophical Transactions of the Royal Society B*, 370(1669), 20140111.

Patterson, J. E., & Ruckstuhl, K. E. (2013). Parasite infection and host group size: A meta-analytical review. *Parasitology*, 140(7), 803-813.

Ridley, M. (2010). *The rational optimist: How prosperity evolves.* Harper.（＝大田直子・鍛原多恵子・柴田裕之訳 2010『繁栄 明日を切り拓くための人類10万年史 上下』早川書房）

Tomasello, M. (2001). *The cultural origins of human cognition.* Harvard University Press.（＝大堀壽夫・中澤恒子・西村義樹・本多啓訳 2006『心とことばの起源を探る』勁草書房）

Vaesen, K., Collard, M., Cosgrove, R., & Roebroeks, W. (2016). Population size does not explain past changes in cultural complexity. *Proceedings of the National Academy of Sciences USA*,

113(16), E2241-E2247.

Watts, D. J., & Strogatz, S. H. (1998). Collective dynamics of “small-world” networks. *Nature,* 393(6684), 440-442.

第4章

人類は病をどう防ごうとしてきたか

ここまで、本書では、感染症を蔓延させるメカニズムと、蓄積的な文化進化を促進するメカニズムのあいだに、重なりがあることを紹介してきました。このことは、狩猟採集から定住、農耕の開始、都市の成立、国家形成という、単純化されたものではありますが、「社会の複雑化」の流れのなかで、パンデミックの可能性が高くなるとともに、さまざまな技術や文化の革新が起こったことと矛盾しません。

しかし、より細かくデータをみた場合には、必ずしもこの関係が成り立つとは限りません。なぜなら、人類は、感染症へ対抗する手段を生み出してきたからです。前章で登場した霊長類学者のチャーリー・ナン氏のグループは、ヒトとほかの霊長類が、感染症に罹患している程度を比較しました（Amoroso & Nunn 2021）。その際に、感染症を蔓延させる社会的・生態的な要因を分析に組み込んでいます。つまり、これだけ感染しやすい（しづらい）環境にいるのに、この程度しか感染していない（こんなにも感染している）ということを示すためです。

こうした要因にはたとえば、人口密度などが含まれています。面白いのは、要因として「調査努力」が含まれているということです。たくさん研究されている生物は、その分たくさんの感染症や寄生虫が明らかになっているはず、ということになります。もちろん、ヒトはたくさん研究されているため、この指標は高くなります。

分析の結果、決定的なものではないですが、ヒトは、その社会的な特徴からすると原虫《げんちゅう》や蠕虫《ぜんちゅう》に寄生されている度合いは低いのですが、ウイルスに感染している度合いは高いと推定されました。このことから、さまざまな技術革新によって寄生のリスクを減らしていることと同時に、高い人口密度によるウイルスの感染はまだ十分に抑えられていないことが示唆されます。同時に、蓄積的文化進化によって、感染症と蓄積的文化進化を促進するメカニズムのうち、感染症へのはたらきのみを抑えられる可能性があるということでもあります。それらはもちろん、感染確率をゼロにしたり、致死率をゼロにするというよりは、それらを少しずつ低減するものです。また、新しく出現した感染症には無力である可能性もあります。第1章でお話ししたように、時に楽観をもたらすものではありますが、構造自体を変えるものではない、というのが現状かと思います。

本章では、人類がどのようにして感染症を防ごうとしてきたのかを紹介します。感染症への防御といっても、ワクチンのような人類史に比較的最近登場してきたものではなく、相対的に過去から存在する方法について取り上げることにします。そして本書では、第1章で述べたとおり、まだ論争が続いていて、専門家のなかでコンセンサスがとれていない仮説や、

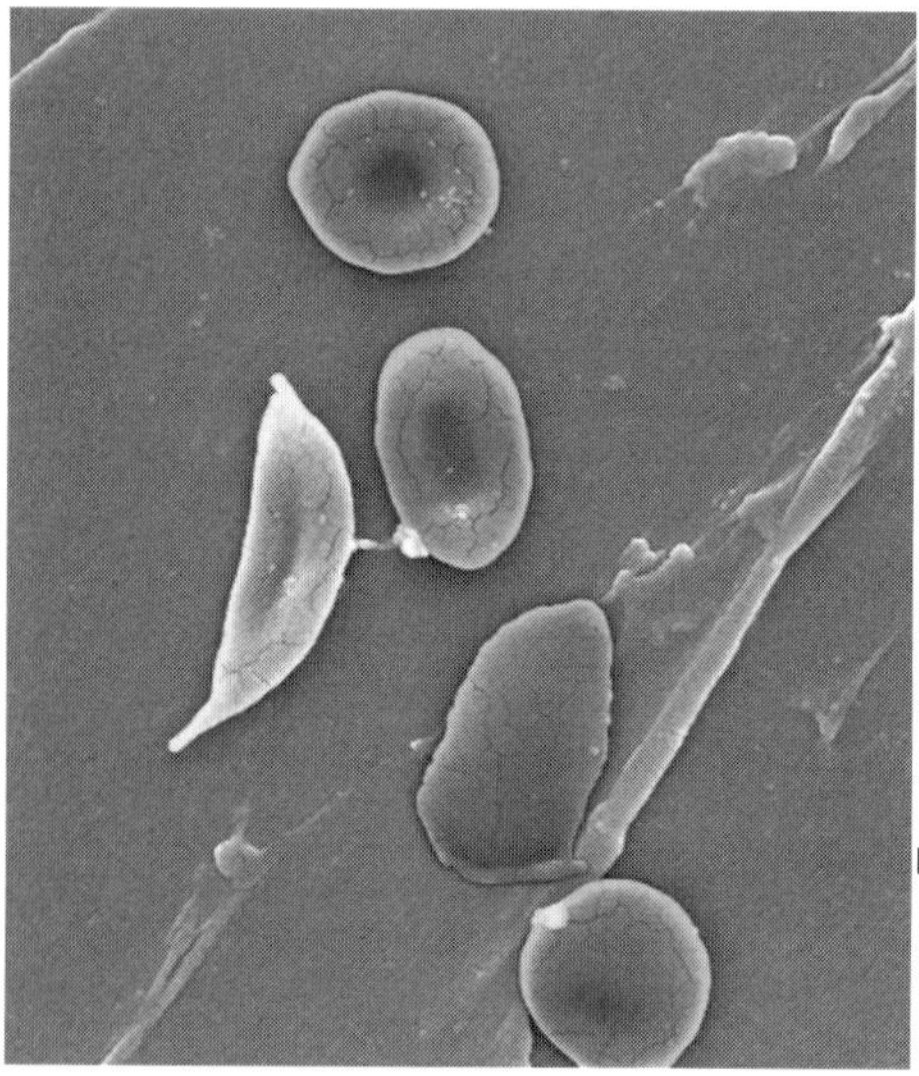

図1：鎌状赤血球と円盤状の赤血球。写真：OpenStax College。CC BY-3.0。（URL：ttps://commons.wikimedia.org/wiki/File:1911_Sickle_Cells.jpg）

誤りである可能性が高い仮説も紹介します。それは、非専門家であっても、論文などの成果に直接アクセスを促され、それと向き合わなければならない状況に近づきつつあるからです。体内、行動、社会システムと、ミクロからマクロへと、スケールを大きくしていくことにします。

遺伝子に残る感染症の痕跡

生物は一般に、感染症に対する防御機構を持っており、そのなかには、遺伝的な差異が観察されているものもあります。ヒトにおいて有名な事例に、「鎌状赤血球」があります（図1）。

人類史上、最も多くのヒトを殺した生き物

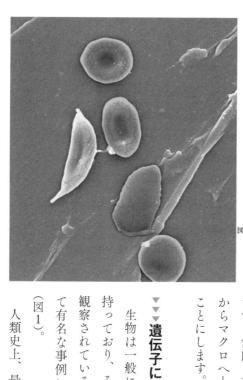

は蚊だとする意見があります。もちろん、蚊そのものではなく、蚊によって媒介されるマラリアが、ヒトの生命を奪ってきました。現在でも、毎年60万人が命を落としていると推定されています。マラリアとそれを媒介する蚊が深刻な脅威であったことは、かなり確からしいことです。というのは、マラリアとの闘いの記録が、遺伝子に刻まれているからです。

マラリアは、蚊によって媒介されたマラリア原虫が、赤血球に入り込み増殖することで起こる病気です。理科の教科書で、赤血球のイラストとして赤い円盤状のものをみたことのある人も多いかと思います。鎌状赤血球をもたらす遺伝子を持っている場合、この赤血球が、鎌や三日月に例えられるかたちをしてます。このタイプの赤血球を持つ人は、マラリアに対する抵抗性を持っています。しかし、鎌状赤血球は、酸素の運搬能力が、円盤状の赤血球よりも低く、貧血の原因となります。また、円盤状の赤血球よりも血管に詰まりやすく、ひどい場合には死に至ります。

ヒトは、父親由来と母親由来の2つの遺伝子のセット（ゲノム）を持っています。両親から鎌状赤血球をもたらす遺伝子を受け継いだ場合、重篤な貧血により、その個体の適応度は下がると考えられています。結果、マラリアへの感染耐性と、貧血などのトレードオフにより、集団中に一定の頻度で維持されていると考えられています。マラリアが存在しない環境であれば、2つの遺伝子の両方が円盤状の赤血球をもたらす遺伝子であるケースが最も適応度が高くなります。

マラリアが蔓延している環境では、鎌状赤血球をもたらす遺伝子をひとつだけ持っている個体の適応度が、もっとも高くなります。ふたつとも、鎌状赤血球をもたらす遺伝子の場合は、適応度が下がってしまいます。その結果、集団の構成員全員が、鎌状赤血球をもたらす遺伝子をふたつ持つ、という状態を妨げる「力」が働きます。

この貧血について、文化的な緩和策も生じているようです。ニッチ構築の研究で著名なケビン・レイランド氏と考古学者のマイケル・オブライエン氏は、農耕もニッチ構築の一例としてとらえています（O'Brien & Laland 2012）。

農耕は自然環境を大きく改変し、上述したような蚊が繁殖しマラリアが蔓延するような状況をつくり出し、鎌状赤血球をもたらす遺伝子への選択圧を変化させます。レイランド氏らが例として取り上げるのが、西アフリカのクワとよばれるひとびとの焼き畑です。彼らは焼き畑によってヤムイモを栽培しているのですが、樹木の減少に伴い、水たまりが集落のまわりに増え、蚊が繁殖し、マラリアが蔓延します。そのために、鎌状赤血球をもたらす遺伝子を、高い頻度で所持しています。

しかし、ヤムイモには、ヘモグロビンの生産を助ける成分が含まれているため、貧血の症状を緩和することができます。レイランド氏らは、おそらく、当初は他の作物を栽培していたのが、マラリアと鎌状赤血球との相互作用によって、ヤムイモを集中的に生産するようになったのではないかと推測しています。

魅力的ですが、まだ証拠の少ない事例として、多くの研究者が議論を続けている、病原菌と下戸に関連する仮説を紹介します（太田 2013）。その他の地域のひとびとと比べて、東アジア、とくに日本や中国南部のひとびとに「下戸」が多いことが知られています。この仮説は、その理由を、病原体への適応だと主張しています。

「下戸」の理由は、アルコールが分解されてできるアセトアルデヒドが長時間分解されずに血中に留まっているからです。このことは一見すると適応的ではないように思えます。しかし、血中のアセトアルデヒドが分解されないということは、血管中の寄生体、たとえばマラリア原虫やアメーバも長時間アセトアルデヒドにさらすことになります。その結果、寄生体を排除しやすくなります。下戸であることが、体内で寄生体が増殖することへの防御になるのです。

この「下戸」になる遺伝子が生まれた年代を調べると、農耕の開始期に近いと主張されています。つまり、農耕により高まった感染の危険性への対抗策として進化したと推測しているのです。繰り返しになりますが、この仮説は鎌状赤血球の事例に比べれば、まだ十分に検証されているとはいえません。活発に議論が続いていますので、近い将来、より解像度の高い報告がみなさんのもとに届くかもしれません。

ちなみに、農耕の開始に関する仮説のなかに「饗宴仮説」とよばれるものがあります。端的にいえば、祭りの際にアルコールをつくるために農耕が開始されたというものです。筆者も当初は眉につばをつけながらこの仮説を聞いたのですが、直接的な証拠はないものの、積極的に否定する証拠もみつかりません。たとえば、狩猟採集民の神殿とされるギョベクリ・テペ遺跡からも、酒をつくった痕跡がみつかっています（Dietrich et al. 2012）。ほかの生態学的な仮説が脱落していくなかで、徐々に筆者のなかでも存在感を増しています。

感染症への防御としての「多様性」と配偶者選択

ヒトのみならず、あらゆる生物で、寄生体との戦いが、進化を駆動する力となっています。身体にしろ行動にしろ、生物のさまざまな特徴を「形質」とよびます。生存に直結するような形質の進化はもちろん重要ですし、このことは直感的にもわかりやすいかと思います。病原体に感染することも、生物の生存に直結するものですから、生物はさまざまな対抗手段を持っています。

第2章で、ジャガイモ飢饉のお話を紹介しました。特定の品種のジャガイモを集中して生産したところ、その品種が抵抗性を持たない感染症が流行し、大打撃を受けてしまったのでした。こうした被害を避けるためには、遺伝的多様性が重要なはたらきをします。集団中に、さまざまタイプが存在し、それらがさらに組み合わされれば、多様性をさらに増やすことができます。

なぜ生物に「性」が存在するかをめぐる仮説のひとつにも、病原体への抵抗があります。われわれは、自分たちがそうだから、「性」とは男性（オス）と女性（メス）だと思いがちです。しかしながら、自分のコピーを生産する「無性生殖」という、性がひとつだけの生物もあれば、ある種のゾウリムシや菌類など数十の「性」を持つ生物もいます。また、ミジンコのように、環境に変動があった場合にだけオスが現れるような生物もいます。自然界の性のあり方は多様なのです。そして、そもそも、なぜ性が存在するのかに関する仮説のひとつが、病原体への抵抗です。「性」があることで何が起こるかというと、その子孫は、両親の遺伝子を片方ずつ受け継ぐことになります。そうすることで、新しい遺伝子の組み合わせが生まれます。

たとえば、ある個体が持っている遺伝子の組み合わせをAとB、別の個体が持っている遺伝子の組み合わせをCとDとします。両者が無性生殖を続けていくと、子孫はAとBの組み合わせか、CとDの組み合わせを持つことになります。しかし、この2個体の交配によって子孫ができると、子孫の遺伝子型は、AとC、AとD、BとC、BとDの4種類になります。

このような組み合わせの中から、病原体に強い遺伝子の組み合わせが生まれるかもしれません。このメカニズムは、ヒトを含む生物一般に当てはまります。ヒトを対象とした場合も、ヒト以外の動物と同様、感染症が進化の原動力であった可能性は十分にあったと考えられています。

このようにして、遺伝的な多様性は、感染症への防御機構としてはたらく可能性があります。そして、遺伝的な多様性を生み出すために、自分とは異なるタイプの遺伝子を持つ個体と交配することが子の生存に寄与することが示唆されます。免疫に関連するものに、主要組織適合遺伝子複合体（Major Histocompatibility Complex; MHC）があります。以下、MHCと呼ぶことにします。

ＭＨＣは、脊椎動物の細胞表面にある分子で、ウイルスや細菌を認識し、免疫反応がはじまります。このＭＨＣが多様になるような子孫をつくれれば、子孫が感染症に対する防御機構を持ち、生き残る確率を上げることができます。そのため、ＭＨＣが自分と似ていない個体を交配の相手として選ぶことが、適応的な選択となりうるのです。とくにヒトのＭＨＣは、ＨＬＡ（Human Leukocyte Antigen：ヒト白血球抗原）とよびます。ヒト以外の動物でもこの仮説の検証がおこなわれており、マウスなどが匂いを手がかりにＭＨＣ型が似ていない個体を選ぶ事例が報告されています（Milinski 2006）。

ヒトについてはどうでしょうか？　ヒトを対象に進化生物学の実証研究をおこなっているクラウス・ウェデキンド氏が、俗に「Ｔシャツ実験」とよばれる研究を発表しています。この研究について少し詳しく紹介しましょう。１９９５年に、スイスのベルン大学の学生を対象におこなわれました。まず、44人の男子学生に、２晩同じＴシャツを着続けてもらいます。そして、その匂いの染み付いたＴシャツを、49人の女子学生に嗅いでもらい、その匂いが好みかどうかを評価してもらいました。

その結果、女子学生たちは、自分とＨＬＡ型が似ている男子学生が着ていたＴシャツは嫌な匂いと、自分と異なるＨＬＡ型の男子学生が着ていたＴシャツはよい匂いと評価する傾向がみられました。著者らはこのことを、女子学生が、匂いによって相手のＨＬＡ型を無意識のうちに判断しており、自分と違うＨＬＡ型の個体を好むことの証拠だと解釈しています。この「Ｔシャツ実験」は、結果の重要性や面白さだけでなく、その衝撃的な実験内容も併せて、日本でも報道されました。

しかし、後におこなわれた研究では、ウェデキンド氏の研究と同様の結果を報告しているものもあれば、そうでないものもあります（Havlicek & Roberts 2009）。ヒトの配偶者選択の結果を調べるには、実際の夫婦を調べるのがてっとりばやいでしょう。結論からいえば、実際の夫婦を対象にした研究では、Ｔシャツ実験の結果とは矛盾する結果が得られているものもあります。

自然人類学者の井原泰雄氏は、日本の東北地方6県の約１５０組の夫婦と、日本各地の16県約３００組の夫婦という2つのデータセットを対象に、ＨＬＡ型が類似しているかどうかを調べました（Ihara et al. 2000）。この2つのデータセットでも、夫婦のあいだでＨＬＡが異なっている傾向はみられませんでした。他にも多くの研究がおこなわれているのですが、夫婦が異なるＨＬＡ型を持つ傾向があるという結果を報告したものもあれば、そうした傾向がみられなかったものもあります（Havlicek & Roberts 2009）。

こうした相反する結果を解釈することは難しいですが、ひとつは、配偶者選択には数多くの要因が関わっており、ＨＬＡに対する好みはひとつの要因でしかないため、他の要因との綱引きによって、検出されたりされなかったりするという可能性があります。

配偶者選択において、感染症との関連で研究されている形質は他にもあります。顔の対称性もそのひとつです。一般に、顔が左右対称であるほど、「整っている」と評価されます。進化生物学者のランディ・ソーンヒル氏らは、感染症に罹患することなどによって顔の対象性が歪むため、左右対称な顔を高く評価するのは、感染症にかかりにくい個体を配偶者として選択するためのメカニズムだと主張しています（Thornhill & Gangestad 1999）。

顔の好みについて、国際的な研究グループがおこなった、別の国際比較の研究も紹介しましょう（DeBruine et al. 2010; Marcinkowska et al. 2014）。ホルモンなどの影響により、生物学的な男性と女性とで、顔の特徴に、あくまでも傾向ですが、違いがあります。このグループはまず、同じヒトの顔の画像を、画像処理によって、「男性的」にしたものと、「女性的」にしたものをつくりました。そして、各国の異性が、「男性的」な顔と「女性的」な顔のうち、どちらをより好むかを調べました。それだけでなく、このグループは、国民健康指標という、字の通り各国の健康の指標と、顔の好みとの関係を調べました（図2）。

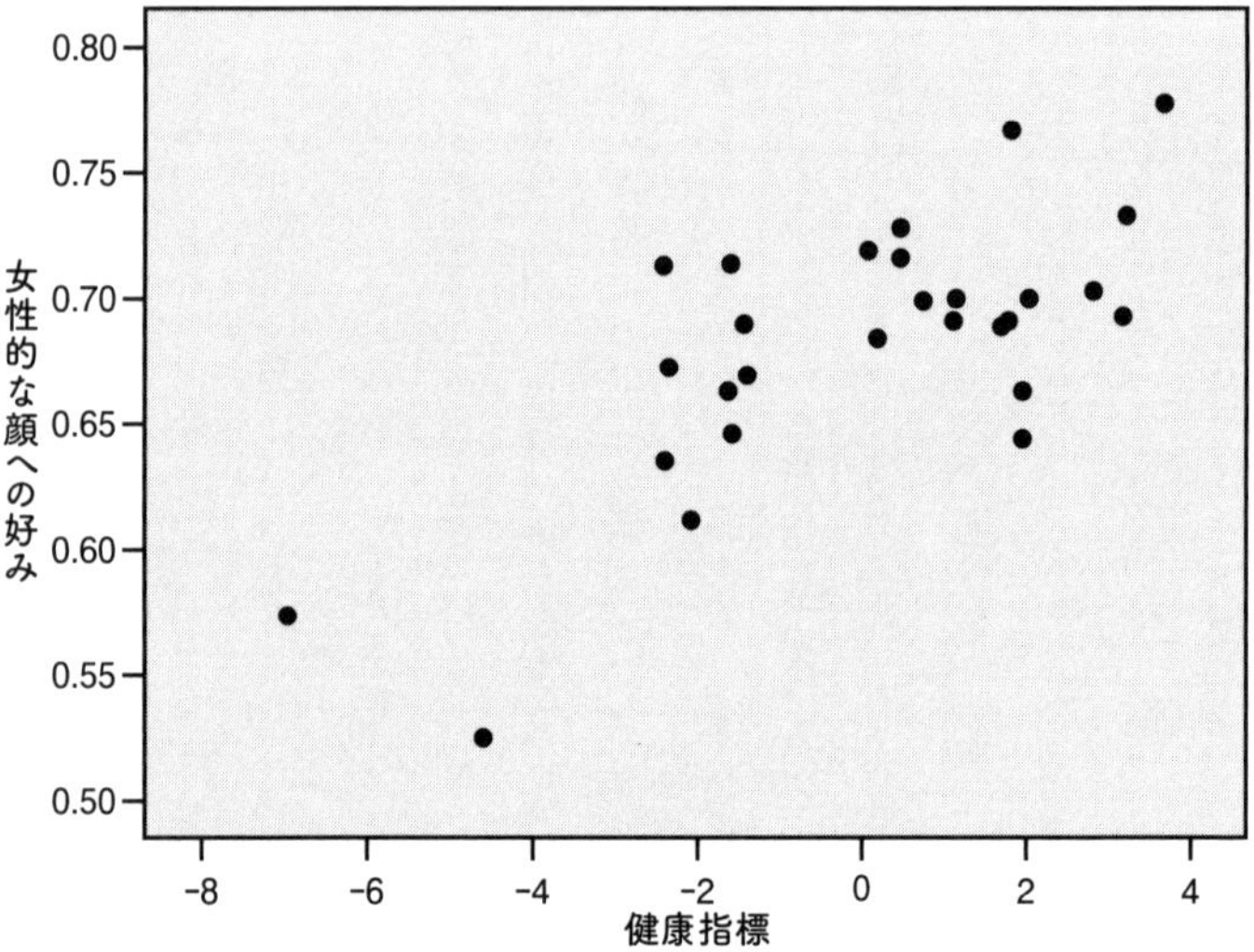

図2：健康指標と男性による女性的な顔への好みの関係。Marcinkowska et al. (2014)の図1を改変。

その結果、男性による女性の顔の好みの場合はすべての、女性による男性の顔の好みの場合はほとんどの国で、女性的な顔を好む傾向がありました。しかし、好みの強さは国民健康指標と相関しており、健康指標が低い国ほど女性的な顔を好む傾向が弱く（男性的な顔を好む傾向が比較的強く）、高い国ほど女性的な顔を好む傾向が強いことも観察されました。著者らは、この結果を、健康指標が低い国では、男女ともに資源をめぐる競争で勝てそうな顔が好まれるためではないか、と推測しています。この考察をどの程度もっともらしいと思うかは、ひとそれぞれではないかと思います。

もうひとつ、気になるところとしては、こ

の研究で示されている相関があまりにも「きれいすぎる」ことです。人間行動は複雑なことが普通なので、研究者はむしろ、きれいな関係がみられた場合、なにか当たり前のことを測っているのではないかと不安になります。もちろん、それだけで結果が間違っていると主張しているわけではありません。「男性的な顔」「女性的な顔」のどちらを魅力的な顔だと判断したのかは、実際のデータですので、事実です。しかし、多くの国がデータに含まれているなかで、それが実際に意図したとおりに被験者に認識されているかどうかは注意が必要です。

また、国間の好みのちがいを説明するために使った国の健康指標が、感染症の蔓延度や資源の欠乏の度合いを本当に代表しているかどうかであったり、仮に代表しているとしても、ひとびとが意識的にしろ無意識的にしろ、知覚し意思決定に使っている情報なのかどうかはわかりません。顔の好みには、もちろん文化的な影響もあるでしょう。健康指標の数値がよいのは、いわゆる「西側」の国が大半ですので、洋の東西に起因するなんらかの要因をはかっている可能性があります。こうした観点は「ゴルトン問題」とよばれますが、本章の後半で詳しく紹介します。

▼▼▼心理メカニズムとしての「行動免疫」

ここまで紹介してきたＭＨＣは、免疫機構という、体内に侵入してきた病原菌を迎撃するためのシステムです。しかし、そもそもの話、病原菌に触れなければ、それがもっとも効率がよいはずです。

たとえば、病原菌は目に見えないため、感染した個体へと近づかないことが、感染回避の有効な手段となります。もちろん、現在のように、感染メカニズムがわかっていて、頭で考えて接触を回避することもありえます。しかし、もちろん人類史の大半において感染のメカニズムはわかっていませんでした。ではどうするのでしょうか？ 理屈ではなく感情で、感染者との接触を忌避することが、感染回避手段になりえます。こうした感染回避メカニズムを、「行動免疫」とよびます（Schaller 2011）。

そこには、たとえば感染のしるしに対する嫌悪感情が挙げられます。ですが、そうしたしるしを知覚することには、常にエラーが伴います。感染している個体をしていないとみなすことによる感染のリスクの高まりと、感染していない個体を感染しているとみなすリスクとを天秤にかけると、大抵前者のリスクが上回ります。そのため、知覚のエラーは、感染していない個体を感染しているとみなす方向へ偏ることが予想されます。

行動免疫の表れ方にはさまざまなものがありますが、そのひとつとして考えられているものに、「他集団（外集団）の排斥」があります。なぜ、こうした行動に行動免疫が関与している可能性があるかといえば、日常的には接触していないひとびとと交流することは、感染機会につながるからです。第2章で、遠隔地との交易により、パンデミックが引き起こされることについて紹介しました。もちろん、差別や、自文化・自集団中心主義には、さまざまな要因が影響しているでしょうから、それらを行動免疫のみで説明できるかどうかはまだわかりませんし、難しいというのが、研究者たちが抱いている印象といえるでしょう。そこを解きほぐすような試みは、まだまだ研究の途上のようです。

同時に、行動免疫の研究者たちが、さまざまな懸念を表明してもいます。仮に行動免疫がわれわれに心理メカニズムとして備わっていたとしても、それが現在のパンデミックにどの程度有効なのかはまだわかりません。というのは、われわれの心理メカニズムが進化的に形成されていたとしても、それは旧石器時代の環境への適応だと想定されるため、現代の工業化・「グローバル化」社会におけるパンデミックに適応しているわけではないからです。

また、研究者たちは、さまざまな行動を説明するために、行動免疫がその適用範囲を超えて当てはめられることも危惧しています。行動免疫によって説明できそうな行動も、それは表面的な類似にすぎないかもしれません。最大の懸念は、こうした研究が、なんらかの差別の正当化に使われるのではないかということです。

たとえば、新型コロナウイルス感染症において、他県ナンバーの車を排斥《はいせき》するような動きがありましたし、海外でも、アジア系のひとびとに対して暴力が振るわれるなどといった事件がありました。行動免疫が仮に存在していたとしても、そのことが排外的なふるまいを正当化するわけではないことに注意が必要です。

文化的な対抗

ここまでは、生物学的な抵抗のためのメカニズムを紹介してきました。しかし、ヒトの文化的な適応は、感染症への対抗手段としても生じます。もちろん、薬やワクチンはその最たるものです。第2章で紹介した、レヴァントの孔雀石の事例は、もちろんもしそのように機能していればですが、先史時代における薬の事例です。

第2章で、定住に伴う衛生状態の悪化についてお話ししました。したがって、集落や都市において、衛生状態を改善する設備も、感染症に対抗するための文化的な手段ということになります。そのなかのひとつはトイレです。

先史時代のトイレ事情を復元することは難しいですが、遺跡の特定の区画で、大量の糞石がみつかることがあり、そうした場所はトイレとして使われていたと推測されます。上下水道の整備も、同様に衛生状態を劇的に改善します。ナイチンゲールが統計データに依拠して衛生状態の改革に取り組み、野戦病院での死亡率を大幅に下げたことは有名です。

こうした道具や設備は、直接的に感染症の蔓延をふせぐと考えられるため、その重要性は明らかです。しかしそれだけではなく、制度や規範といった、物理的な実体を持たないようなヒトの文化も、感染症の防御に役立つことがあります。前章で、感染症に対応して、社会ネットワークの構造が変化する話をしました。また、コウモリを想定した数理モデルで、感染症が存在すると、「離合集散」という社会システムが適応的になる事例を紹介しました。そういうわけで、あくまでも可能性ですが、ヒトの社会システムも感染症への防御手段として機能しているかもしれませんし、感染症への対抗策として形成されたのかもしれません。そこでここからは、感染症への防御手段とする仮説が提示されているヒトの社会の性質について紹介します。

ヒトの社会がなんらかの適応的なシステムである、という考えには、大まかには筆者も賛成しています。しかし、感染症のみならず、ほかの災害であったり、資源の獲得など、幅広い生態環境が社会システムの形成に影響を与えているはずです。もともとあった社会システムや、思想や信念が社会システムの形成に影響を与えることもありそうです。無数の要因が影響しているため、その社会システムが何への適応なのかは、容易に答えが出せない問いです。

他方、専門家でなくても、社会のある側面が、ある環境において適応的だという説明は、直感的に思いつくことが少なくありません。そしてそれが、もちろんある仮定のもとでという注釈つきでですが、理論的には妥当ということも多々あります。

しかし、本書でもずっとみてきたように、仮定の妥当性を示すことは非常に難しくもあります。そうした理由で、「素朴」な直感から出発して、少なくともここまでは議論されている、ということを示すことは、意義があることだと筆者は考えています。次節では、感染症への対抗手段としてのヒトの社会システムをめぐる、最近の議論を紹介したいと思います。

▼▼▼一夫一妻の進化と性病の蔓延

配偶システムの多様性は、多くの人類学者をひきつけてきたトピックです。人類社会には、一夫一妻、一夫多妻、一妻多夫、多夫多妻など、さまざまな配偶システムが存在します。ヒトの配偶システムを論じるときに、一夫一妻が基本とされることもあれば、「ゆるやかな乱婚」という表現がされることもあります。これらは、ヒトの男女のペアの持続性が、霊長類のなかでは安定しているという特徴と、一夫一妻の動物の例にもれず、ペア外交尾、つまり「浮気」が観察されていることに起因します。

本書でも何度も登場しているジョセフ・ヘンリック氏、ロバート・ボイド氏、ピーター・リチャーソン氏は、「一夫一妻の謎」というタイトルの論文を発表しています（Henrich et al. 2012）。そしてこの論文では、一夫一妻という配偶システムは、集団間の「闘争」で有利になるからこそ「進化」したと主張しています。

近年、集団間の「闘争」を、ヒトやその社会のさまざまな性質の「進化」を駆動した要因とする考え方が盛り上がりをみせており、その中には、文化進化の研究で著名な研究者も含まれています。代表といえるのが、ロバート・ボイド氏とピーター・リチャーソン氏で、集団間の「闘争」がヒトの社会性の進化に大きな影響を与えてきたと主張しています。ここでいう「闘争」は、必ずしも戦争のような直接的な暴力を伴ったものに限定されません。人口の増加や移住を通じた間接的な競争であったり、規範や制度がより「成功した」集団からそうでない集団へと伝播していく場合もあります。ヘンリック氏らの論文の中身をもう少し紹介しましょう。

まず、現存する人類の社会のうち、8~9割が、一夫多妻を制度的に許しています。ここには日本のような工業化された民主主義社会だけでなく、非工業化社会、いわゆる「伝統的な」生業を営む集団も含まれています。また、制度的に許されているからといって、実際にひとりの男性が複数の妻を娶《めと》っているとは限らないことに注意が必要です。

実際のところ、多くの場合は、裕福な男性しか複数の妻を娶ることができません。とくに工業化された社会では、男性の経済格差が大きいため、世界中のさまざまな集団と同じ傾向を持っていると考えれば、複数の妻を娶っていても、おかしくはありません。しかし、工業化社会の多くは、社会的に複数の妻を同時に娶ることが禁止されています。これはなぜだろうか？というのが、ヘンリック氏らが提示した疑問です。

ヘンリック氏らは、一夫一妻により、男性間の競合や軋轢《あつれき》が減少することで、犯罪が減少したり、父親が子供への投資を増やしたり、経済生産性が高まったりするため、一夫一妻の集団がそうでない集団に「競争」で勝てるからではないか、と推測しています。ヘンリック氏らはここで、人類史においてかなり最近になって出現した、商業が発展した「複雑な」社会の間での「競争」を想定している、ということには注意が必要です。

しかし、一夫一妻の適応的な意義は、集団間闘争で有利になるからだけではないかもしれません。前章で、ネットワーク科学について紹介し、感染拡大における「スーパースプレッダー」について紹介しました。性感染症においても、このスーパースプレッダーの存在が確認されています。このことは、不特定多数との性行為を抑制することで、性感染症の蔓延を抑えられることを示唆しています。もし、一夫一妻という制度が、文字通り機能していれば、それは性感染症の蔓延を抑えることに寄与しそうです。

一夫一妻という「規範」の進化への、ヘンリック氏らによる集団間闘争と、性感染症の両方の影響を検討したシミュレーション研究を紹介します。リチャード・マッカリス氏は、『Statistical Rethinking』というベイズ統計学の書籍で日本の専門家のあいだでも知名度がある研究者ですが、ロバート・ボイド氏やピーター・リチャーソン氏の学統に連なる、人類学や進化生態学の研究者でもあります。事実彼は、現在、ドイツのマックス・プランク進化人類学研究所で、ヒトの行動や文化を分析するチームを率いています。このマッカリス氏と、数理生物学者のクリス・バウフ氏が、集団間の争い、性感染症、配偶システムの関連を調べたシミュレーション・モデル研究を出版しています（Bauch and McElreath 2016）。

このシミュレーション・モデルの概要を説明します。このモデルでは、男性は、一夫多妻か、それとも一夫一妻のどちらの規範に従うかが、「戦略」として決まっています。そして、一夫一妻という戦略をとる個体の中には、一夫一妻の社会規範を一夫多妻をとる個体に「押し付け」罰を加えるタイプと、他者のふるまいに無頓着なタイプの2種類がいると想定されています。女性には男性に対する好みはなく、一夫一妻主義の男性でも、一夫多妻主義の男性でも、選《え》り好みなく夫婦になると想定しています。

しかし、複数の妻を持つ男性は、妻や子への援助が分散されます。新しく成人した男性は、自身の戦略として、自分と同じ集団で多くの子孫を残しているものを採用しやすいとしていますが、時として外集団から選択したり、ランダムにいずれかの戦略を採用したりします。感染症は性行為によって伝播し、感染した個体は一定の確率で、それ以上子供をつくることができなくなります。

集団間の争いとして、人口増加によって間接的に起こるものと、直接的な戦いの両方が組み込まれています。集団には、環境収容力という、環境によって決まる最大の人口が設定されており、それに近づいた集団、言い換えれば一定以上の人数を抱えた集団は、半分に分裂します。その際、男性が半分に分かれ、そのパートナーである女性は男性についていくことになります。

また、一定の確率で、集団間で争いが起こります。この争いには、人口が多いほうが勝ちやすいと仮定しています。マッカリス氏らは、このような設定でのシミュレーションで、どのような条件なら、罰を伴う一夫一妻が「進化」するのかを検討しました。

マッカリス氏らはまず、環境収容力が大きく、集団の人口が多い場合（３００人）と、環境収容力が低く人口が少ない場合（30人）とを比較しました。これは、前章までで紹介してきたように、感染症の蔓延には人口が大きく影響するためです。結果は人口が少ない場合、感染症はいったん生じても、すぐになくなる傾向にありました。そして配偶システムは、一夫多妻が多数派でした。

一方で、人口が多い場合、一夫多妻のひとびとのあいだで、時折性感染症の大規模な流行が起こりました。その結果、一夫多妻の規範を持つひとびとが多数派を占める集団が人口を減らし、罰を加える一夫一妻のひとびとが、その数を増しました。長い時間の後、全体の多数派を占めたのは、罰を加える一夫一妻のひとびとでした。このシミュレーションモデルの結果は、性感染症が十分に有害であり、かつ人口が多ければ、一夫一妻という社会システムが有利になりうるということです。

注意が必要なのは、繰り返しになりますが、シミュレーション・モデルである現象が起こることが示されたことは、それが現実に起こっていることを意味しません。可能な道筋を示すだけで、実際の人類史がその道筋を辿ったことを保証するわけではありません。また、このモデルには、ヘンリック氏らが想定した、男性間の競争の低下などの要因は組み込まれていませんが、そうした要因は、おそらく一夫一妻を有利にする方向にははたらくでしょう。

しかし、感染症と一夫一妻の関係は、そう単純でもないかもしれません。人間行動生態学の研究を牽引してきたひとりであるボビー・ロー氏は、感染症の脅威が増すと、一夫一妻ではなく、むしろ一夫多妻になるとする報告をしています（Low 1990）。感染症に抵抗性を持つ男性を好む傾向が強まるからというのが、想定されている理由のひとつです。ここでロー氏が想定しているのは性感染症ではないため、マッカリス氏らのモデルと直接的に対応しているわけではないことに注意が必要です。とはいえ、配偶システムと感染症の関係も、どうやら単純ではなさそうです。

▼▼▼感染症が蔓延している国は集団主義か

新型コロナウイルス感染症の流行の初期、日本や東アジアでの感染の蔓延が抑えられていたため、なんらかの生物学的な因子である「ファクターX」があるのではないか、という可能性が、専門家の口からも語られることがありました。現在では、日本でも大規模な感染拡大が起こり、こうした「ファクターX」が存在する可能性は低いことが示唆されています。

他方、続いて増えたのが、社会制度や、それを下支えする社会の「空気」のようなものに理由を求める考えです。前章で紹介した霊長類の社会ネットワークの研究からすると、社会ネットワークのつながりを決めるような「社会」のさまざまな特性が、感染症による影響を受けている可能性はありそうに思われます。

一方で、ここからは、それを実証することはなかなか難しい、というお話もします。実は、新型コロナウイルス感染症のパンデミック以前に、心理学や文化進化研究のコミュニティを巻き込んで、社会の「国民性」と感染症とのあいだの関係性が、論争の種となっていました。まずは、その論争の経過を追ってみましょう。

中心人物は、さきほども登場した進化生物学者のランディ・ソーンヒル氏とコーリー・フィンチャー氏です。論争の発端となったのは、彼らが2008年に発表した論文でした(Fincher et al. 2008)。この論文の主張を簡単に要約すれば、国のあいだの「国民性」の違いが、感染症の蔓延度合いによって生じているというものです。

彼らが注目した「国民性」は、「集団主義」か「個人主義」か、という一元的な尺度です。「集団主義」か「個人主義」かという「国民性」に注目したのにはもちろん理由があります。社会心理学の研究からは、「集団主義」傾向の強い人のほうが、自分と同じ集団に属するかどうかを区別する傾向が強いことが報告されています。

また、「集団主義」傾向の強い人のほうが、同調傾向が強く、集団の規範から逸脱する人に対して寛容ではない、ともされています。さきほどとりあげた行動免疫のように、外集団との接触を避けることは、感染症を防ぐ可能性を高めるかもしれません。また、同調傾向の強さは、もし外集団との接触を忌避するような社会規範が成立した場合、それを維持しやすくなる可能性があります。

もし「集団主義」が感染症を防ぐ機能を持つのであれば、どの国も「集団主義」的になりそうです。そうなっていないのは、「個人主義」にもメリットがあるためです。ソーンヒル氏とフィンチャー氏は、集団の外部の人と接触し、そこから自集団にはない知識や技術を取り入れることを、「個人主義」のメリットのひとつとして挙げています。

もちろん、新しい技術を取り入れられるというメリットは、外集団から感染症がもたらされると、失われてしまいます。そのため、外部から知識を受け入れるメリットと、感染症が

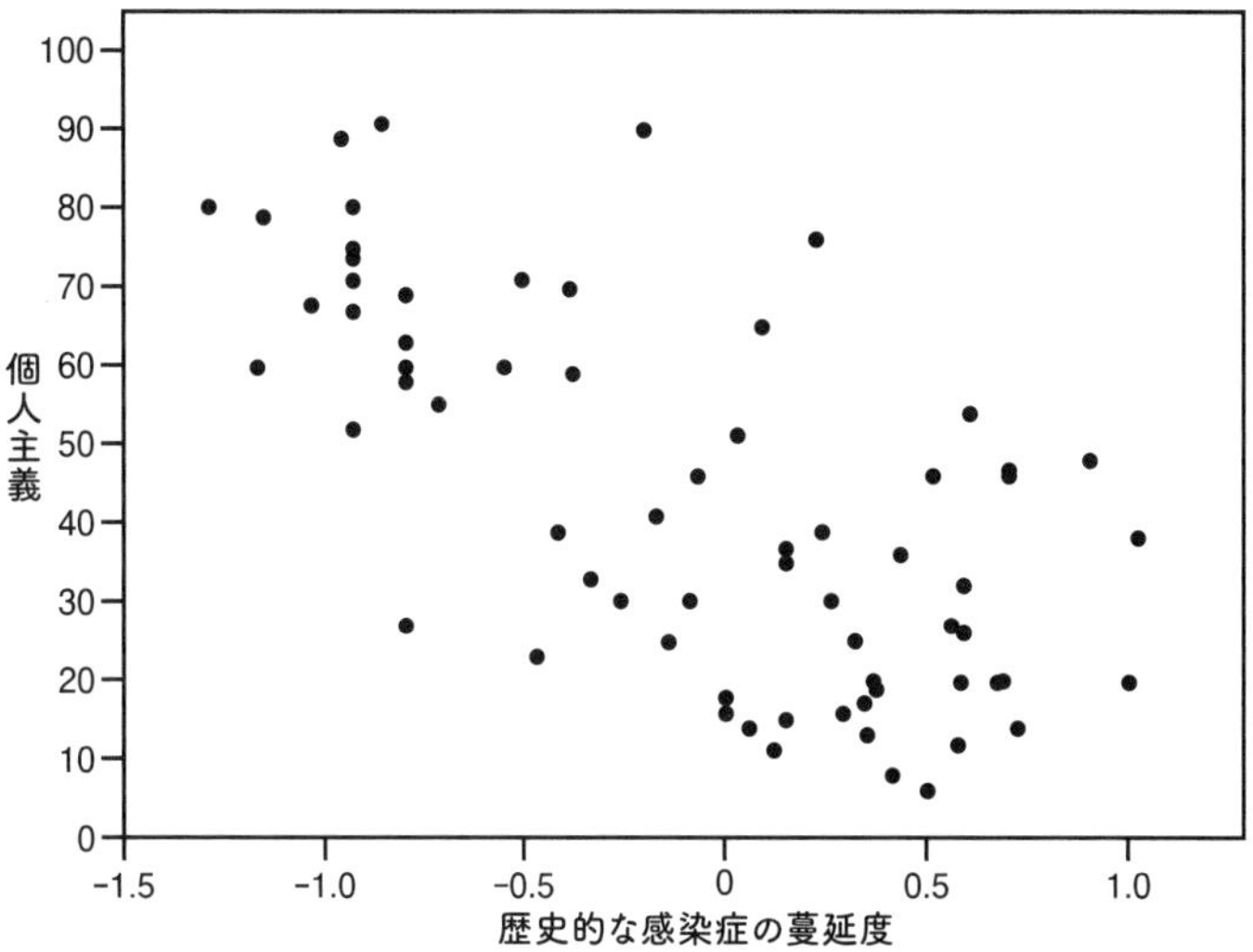

図3：病原菌の蔓延度と個人主義の関係。Fincher et al.(2008)の図1を改変。

蔓延するデメリットとの間のトレードオフによって、「最適な」外集団との接触率が決まると想定されます。感染症に罹患する確率は、地域によって決まるため、各集団の「集団主義」（個人主義）の「最適値」はそれに応じて決まり、そこに向かう「力」がかかるはずです。ここでの彼らの主張は、彼らが蓄積してきた個人レベルの行動免疫の研究の射程を伸ばし、さらに発展させようとしたものだとみなせます。

これはあくまで理論的な予測、言い換えれば、「理屈」の話になります。現実のデータから、こうした「理論的予測」はどの程度支持されるのでしょうか？　ソーンヒル氏とフィンチャー氏を中心とする研究グループは、まず、基本的には国を分析の単位として、さまざまな歴史的な疫学資料を調査することで、病原体の蔓延度を推定しました（Fincher et al. 2008）。注目した病原体は、マラリアやデング熱など9つです。

それらの蔓延度を、それぞれ平均からどの程度乖離しているのかを標準化した得点を計算したのち、その9つの得点の平均を各国の病原体の蔓延度としました。各国の「集団主義」・「個人主義」に関するデータとして、すでに公開されている4つのデータセットを使っています。そして、ソーンヒル氏とフィンチャー氏らは、この4つのデータセットにある「集団主義」または「個人主義」の程度と、病原体の蔓延度のあいだの相関を計算しました。

その結果、彼らの理論的予測のとおり、病原体の蔓延度と「集団主義」の度合いは正の相関を、「個人主義」の度合いとは負の相関を示しました（図3）。つまり、病原体が蔓延していた国ほど「集団主義」的な傾向が強く、「個人主義」的な傾向が弱かったことになります。その後、ソーンヒル氏とフィンチャー氏は、病原体の蔓延度が、社会の他のさまざまな側面——自集団との社会的なつきあいを好む傾向、多数派に同調する傾向、民主主義の度合い、宗教心など——を測る指標とも相関があると主張しています（Fincher & Thornhill 2008）。これらは「西洋的」とされる価値観のパッケージでもあります。

『行動と脳の科学（Behavioral and Brain Sciences）』という学術雑誌があります。この雑誌は、1篇の論文を「標的」として、多数の論文がそれに対するコメントや批判というかたちで投稿されることを特徴としています。ソーンヒル氏とフィンチャー氏の研究をめぐって、この雑誌上で、さまざまな領域の研究者から批判がよせられました。批判といっても、彼らの研究の結果は概ね認めたうえで、より細かいメカニズムに踏み込むべきだとする論文もあれば、真っ向から否定するものもありました。

ソーンヒル氏らの研究にとくに強い批判を加えたグループのひとつが、文化進化の研究者であるトマス・カリー氏と、本書で何度も登場するルース・メイス氏でした。彼らの批判の核は、ソーンヒル氏らの研究が、歴史の視点を欠くことについてでした。国を単位として、ふたつの要因の関連を示す散布図をみたことがある方は多いでしょう。文化進化の研究者の多くは、もちろん目的にもよりますが、そうした図を根拠に強い主張をすることの危険性を知っています。この危険性を説明するために、少し古い話を紹介しようと思います。

エドワード・タイラーという、文化人類学の祖のひとりとされる研究者がいます。188８年のことです。彼が、社会の複雑化と母系制の関係について研究発表をしているときに質問したのが、フランシス・ゴルトンでした。ゴルトンは、ダーウィンのいとこで、統計学、

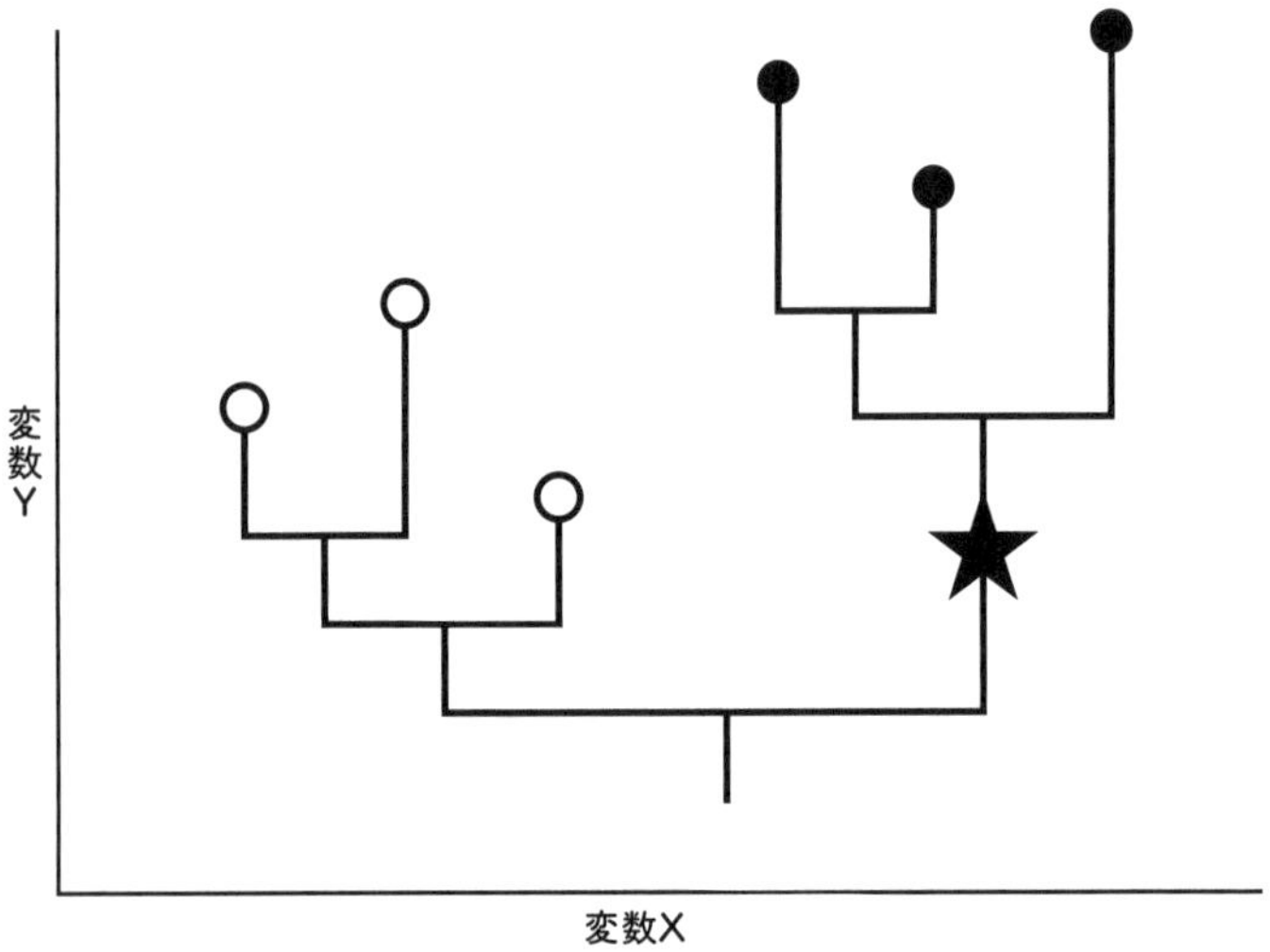

図4：集団間の歴史的な関係性による統計的非独立性の例。

さらには優生学の祖でもあります。ゴルトンの質問は、統計学では、「統計的非独立性」とよばれている問題についてです。ある要因が、社会の別の要因に影響を及ぼしていることはもちろんあるでしょう。ソーンヒル氏らの研究でいえば、感染症の蔓延度が、内集団との相互作用を好む傾向に影響を与えていると考えています。しかし、どちらかが影響を与えていなくても、集団が祖先を共有しているだけで、このようなパターンが生じる可能性があります。

人類は、約5〜6万年前に、アフリカを出て、世界中に拡散していったのでした。また、それ以外にも、ある集団や国家が、規模を拡大して別の地域に入植し、時間がたつにつれて別の集団や社会だとみなされるようになったこともあるでしょう。またある場合は、ある国家によって別の集団や国家が征服されたこともあったでしょう。第2章で紹介した言語系統樹の例は、こうした事例の証拠のひとつだと考えられます。こういったできごとがあると、さまざまな集団の系図を描くことができ、歴史的に遠い・近いといった関係性があることを意味します。もちろん、歴史的に近い関係にある集団ほど、さまざまな面で似ている可能性は高いでしょう。

図4をご覧ください。白丸と黒丸が3つずつあります。縦軸と横軸が、それぞれたとえば病原体の蔓延度や集団主義的傾向のような量を表していると考えてください。白丸と黒丸をただの散布図だとみれば、正の相関があるようにみえます。しかし、ここに、系図の情報を加えてみてみると、違った景色が見えてきます。変数XもYも両方高い社会である黒丸たちと、両方低い社会である白丸たちは、歴史的には遠いようです。しかしもしかすると、その違いは、歴史上、系図の星印のところで、一度だけ起こったことなのかもしれません。そうすると実質的には、2つの点を比較しているのとほぼ変わらないかもしれません。この「一度だけ」や、あるいはごく少数の事例をどのように評価するのかは、難しいところです。ですが少なくとも、通文化比較や定量的解析を好むような研究者は、多くの社会に共通するメ

カニズムを知ろうとすることが多いため、少数の事例の評価については保守的で、ふたつの変数のあいだに関係があると主張するのは控える傾向があります。

この問題は、「ゴルトン問題」とよばれ、通文化比較を試みる研究者たちを悩ませていました。この問題に対処する方法を、人類史の研究に持ち込んだのが、ルース・メイス氏と、進化生物学者のマーク・ペーゲル氏です（Mace & Pagel 1994）。進化生物学でも、現存する種は祖先からの分岐を繰り返してうまれたものですから、データ解析において同様の課題に直面しています。

メイス氏らが持ち込んだのは、進化生物学で発展してきた「系統比較法」という方法です。もっとも簡単な場合なら、注目しているある性質が、系統樹上のさまざまな枝にちらばっているのかどうかを調べます。特定の枝に偏っているのでなければ、歴史を共有していることだけによって現在のパターンが生じたわけではないと考えられます。もっと精緻な解析をする場合は、もっとも古い祖先から現在まで系図をたどり、起こった変化を数え、状態遷移を統計的にモデル化します。メイス氏らがひらいた系統比較法の人類史研究への応用は、いまでは多くの後続の研究を生み出しています。母系制と家畜所有の関係性（Holden & Mace 2003）、オーストロネシア語族の政治形態の変遷（Currie et al. 2010）、中南米における生

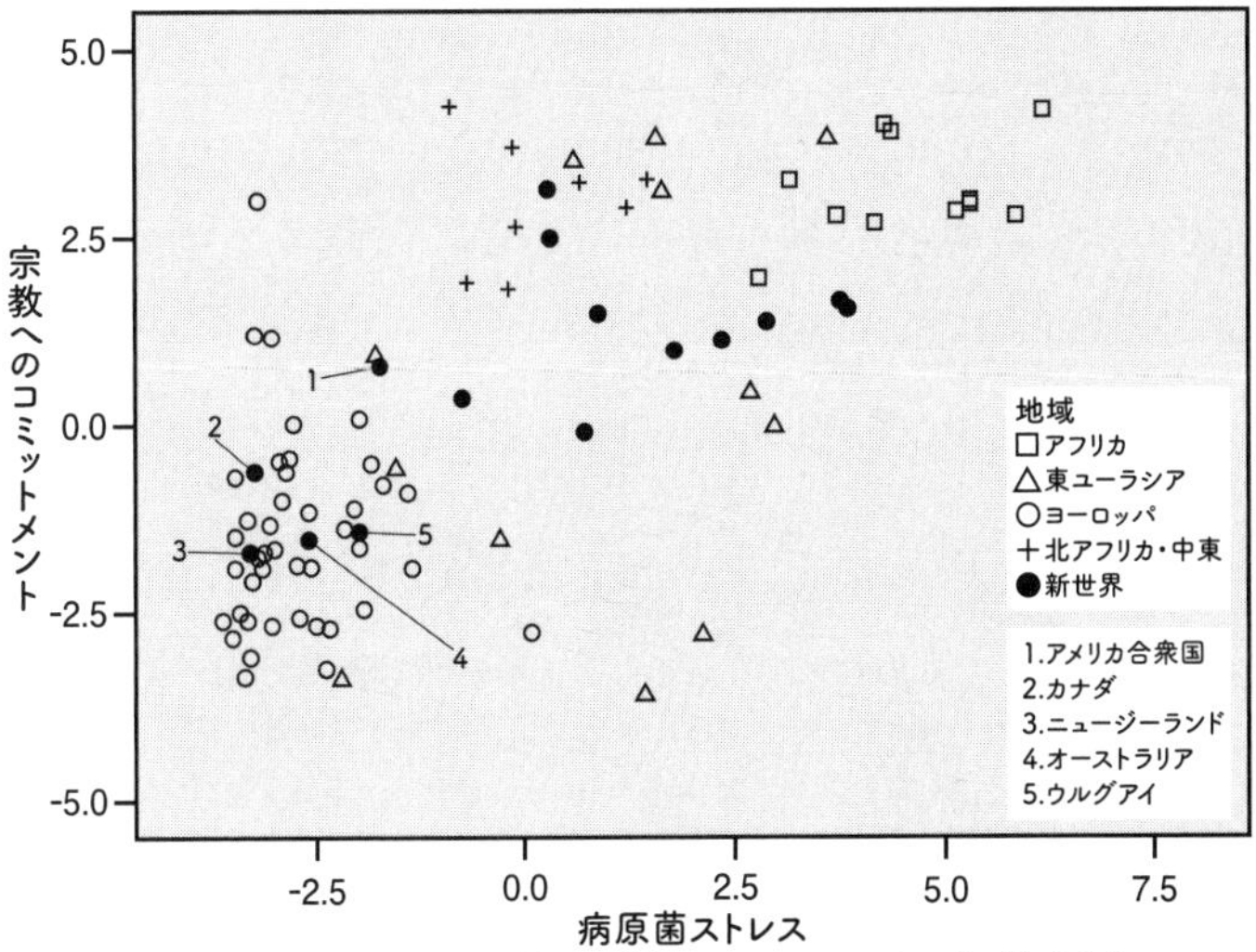

図5：病原菌ストレスと宗教に費やしている労力との関連。Currie and Mace（2012）の図1を改変。

賛と社会の複雑化との関係（Watts et al. 2016）など、その適用範囲は非常に広く、文化進化の研究においてもひとつの潮流をなしています。

さて、カリー氏らの批判にもどります。彼らの批判は、ソーンヒル氏らの研究が、ゴルトン問題へ対応していないことについてでした。カリー氏らの批判に沿って、詳しくみていくことにします。カリー氏らはまず、ソーンヒル氏らのデータセットを再解析しました。この再解析では、上述した系統比較法などよりも、もっと単純な方法を使ってソーンヒル氏らの分析に問題があることを指摘しています。まず、ソーンヒル氏らのデータセットに含まれる国を、地域ごとに分割し、地域内で感染症の蔓延度と宗教へのコミットメントの相関を調べました。その結果、多くの地域のなかで唯一統計的に相関があると判断される基準をクリアしていたのは、「新世界」だけでした。ただ、この地域には、アメリカ合衆国、カナダ、オーストラリア、ニュージーランドという、最近入植したヨーロッパ系のひとびとの影響が強い国が含まれています。こうした地域を除いてみると、新大陸の場合も、相関が消えました（図5）。

こうした統計的な非独立性の問題は、もちろんほかのテーマについても成り立ちます。たとえば、イノベーションであったり、民主主義であったりといった、「西洋的」とされる社会の側面における国間の差異も、もしかすると単純に歴史的な由来を共有しているだけなのかもしれません。

日本の研究者も、この論争に加わっています。社会心理学者の堀田結孝氏と竹澤正哲氏は、階層ベイズモデルとよばれる統計手法をつかうことで、病原菌の蔓延度が同調傾向に与える影響を調べました（Horita & Takezawa 2018）。この統計手法では、「階層」の字の通り、解析の単位（ここでは国）を地域にまとめ、地域内に共通する傾向があるとみなします。さきほどのゴルトン問題の図でいえば、白丸のグループと、黒丸のグループで、グループごとに共通の形質XやYの傾向があるので、その分を割り引いてXとYの関係を分析しましょう、ということです。

こうした発展的な解析の結果、堀田氏らの分析では、全地域をまとめた世界全体に共通の感染症による影響が認められたのは、検討した4つの同調傾向の指標のうち、ひとつだけでした。少なくとも、ソーンヒル氏らが考えているように、あらゆる心理傾向が感染症の影響を受けているとはいえなさそうです。また、地域ごとの効果を検討した結果、感染症と同調傾向との関連がみられた地域もありましたが、それも一部の指標についてのみでした。こうした結果から、堀田氏らは、ソーンヒル氏らの研究でみられたパターンは、再検討が必要ではないかと述べています。

ここまで、感染症の蔓延度が、集団主義などの社会のあり様に与える影響を検出することは難しい、という話をしました。このことは、感染症が集団主義的な社会風土に影響を与えていないことを証明するものでもありません。たんに、歴史的な関係性を共有しているために生まれたパターンである可能性を、ソーンヒル氏らの解析では否定しきれていないということです。実験室における感染の脅威の情報と、内集団びいきとの関連を示すデータは、ソーンヒル氏らの仮説に親和的かもしれません。

他方、行動実験によってわかる個人レベルの性質と、「国民性」のような集団レベルの性質とのつながりは、明瞭ではありません。同時に、ソーンヒル氏らが示唆する「国民性」が、どのような時間スケールで、どのように形成されるものなのかも、やはり曖昧です。

ヘンリック氏が、もうひとつ代名詞としている研究の方向性に「WEIRD」がありま す。これは、「weird」という「変な」を意味する英単語と、「White（白人）」「Educated（教育を受けた）」「Industrialized（工業化された）」「Rich（豊かな）」「Democratic（民主主義の）」を意味する語をかけたものです。これまでの人間行動の研究は、「WEIRD」なサンプルに偏っていたのではないか、という提言です。

研究者の多くは大学に所属しています。ですから、研究者が実験する際、もっとも手軽にリクルートできる被験者は大学生です。中国が台頭してきたのは比較的最近で、裕福な国、いわゆる「西洋圏」によって、研究が牽引される傾向もあります。ヘンリック氏は、通文化的な行動実験により、これまでヒトに普遍的だとされていた行動傾向が、じつはそうではないことを報告しています。そうしたわけで、ヘンリック氏は、よりヒトの多様性をカバーする研究をしよう、と旗を振っています。しかしこうした多様性は、たとえば文化人類学などの分野では当然とされてきたことではあります。

ヘンリック氏らによる批判の主な矛先は心理学で、心理学が「歴史科学」になる必要性を説いています。さらに踏み込んで、ヘンリック氏らのグループはこうした「変な」行動特性の起源を、カトリックの普及、とくに、教会によるいとこ婚の禁止により、血縁で結びついた集団が解体され、社会を再編する必要に迫られたことに求めています（Schulz et al. 2019）。家族・親族の構造とイデオロギーとの関連を論じるエマニュエル・トッド氏の見解とも共通するところがあります。

ヘンリック氏の仮説が正しければ、「西洋的」な文化が形成されてヨーロッパで普及したのは、紀元後から西暦１５００年ごろということになります。ほんとうにこれが「個人主義」のような「西洋的」な行動特性の起源なのか、そしてそもそも、「西洋的」なひとびとが「もっとも変」なのか、まだまだ議論が必要でしょう。実際に、出版直後に、ヘンリック氏らの論文に反論するコメントがよせられていますし、系統比較法を用いたデータ解析から、ヘンリック氏らの主張に疑義を呈する論文も出版されています（Passmore & Watts 2022）。おそらく今後、論争が盛り上がってくるテーマになるでしょう。

文化差の形成プロセスについての疑問だけでなく、そもそも、「国民性」や「文化差」が何なのかについても、検討の途上だといえます。こうした言葉を、筆者も日常生活で気軽に使ってしまいがちですが、丁寧に調べていくと、日常的な感覚とは一致しないことも多々あります。

前章でも登場した山岸俊男氏の研究を紹介します（Yamagishi et al. 2008）。山岸氏らがおこなったのは、アメリカのミシガン大学と北海道大学の被験者にペンを選んでもらうという課題です。

被験者は、5本のペンをみせられるのですが、そのうち4本が同じ色、1本だけが違う色です。アメリカの被験者は、1本だけしかないペンを選ぶ傾向が、日本の被験者は4本あるほうのペンを選ぶ傾向が報告されていました。しかし、山岸氏らが、被験者に、これから他の人もペンを選ぶ状況であるという情報を提供すると、この文化差は消え、アメリカの被験者も、4本あるほうのペンを選ぶようになりました。山岸氏らは、このことが、なにも情報を与えられていない「デフォルト」の状態で、どういった状況を想定するかの違いによって生じていると解釈しており、これが「文化差」であるとしています。

また、高野陽太郎氏は、さまざまな国際比較のデータから、「集団主義の日本人」「個人主義のアメリカ人」という「ステレオタイプ」的な理解に警鐘を鳴らしています（高野2008）。集団主義の指標を調べると、実際には、日本国籍でもアメリカ国籍でも、平均の傾向は変わらないことが多いようです。高野氏はまた、研究の過程で、どのようにして「集団主義の日本人」という通説が形成されていったのかについても論じています。

ヘンリック氏らは、ヒトの社会において集団間闘争を機能させるための要因として、集団内を文化的に均一化する同調伝達を挙げています。もしこの見解が正しければ、ある程度通文化的に同調傾向は備わっていてもおかしくありません。もちろんこのことは集団間で同調傾向の差異があることを否定しませんし、同調傾向において、長期的に形成された部分と短期的に形成された部分があるという可能性を否定するものでもありません。しかしひとまずは、まだわかっていない部分も多く、ステレオタイプ的に使ってしまうことには危険が伴うということを、頭に置いておいて頂ければと思います。

本章では、ヒトが感染症への対抗として生み出してきたさまざまなメカニズムについて紹介してきました。とくに、社会システムについて取り上げましたが、本章の冒頭で述べたように、まだまだ専門家のあいだでコンセンサスがとれているわけではありません。ヒトはこれまで、多様な感染症への防御機構を生み出してきました。社会システムであっても、そうした側面がある可能性はもちろんあるでしょう。

ですが、そもそも研究が難しい対象ですし、さまざまな要因が複雑に絡み合っており、それを解きほぐすのは容易ではありません。少数の決定的な要因によって説明できた場合、研究者としては「そんな都合のよいことってある?」と、むしろ不安になってしまいます。もちろんそのことが、当該の研究の妥当性を決めるわけではありません。繰り返しになりますが、将来的に、感染症と社会システムの関係が実証される可能性はあるでしょう。ただ、理論的な正しさだけが先走ったり、論争の断片だけを確立した事実として普及させることには、危険が伴うトピックであるように思われます。

■参考文献

太田博樹(2013)「アルコール代謝に関連する遺伝子の多様性の〝起源〟」『生物の科学 遺伝』67－3、353－357頁。

高野陽太郎(2008)『「集団主義」という錯覚 日本人論の思い違いとその由来』新曜社。

Amoroso, C. R., & Nunn, C. L. (2021). Epidemiological transitions in human evolution and the richness of viruses, helminths, and protozoa. *Evolution, Medicine, and Public Health*, 9(1), 139-148.

Bauch, C. T., & McElreath, R. (2016). Disease dynamics and costly punishment can foster socially imposed monogamy. *Nature Communications*, 7(1), 1-9.

Currie, T. E., Greenhill, S. J., Gray, R. D., Hasegawa, T., & Mace, R. (2010). Rise and fall of political complexity in island South-East Asia and the Pacific. *Nature,* 467(7317), 801-804.

DeBruine, L. M., Jones, B. C., Crawford, J. R., Welling, L. L., & Little, A. C. (2010). The health of a nation predicts their mate preferences: cross-cultural variation in women's preferences for masculinized male faces. *Proceedings of the Royal Society B,* 277(1692), 2405-2410.

Dietrich, O., Heun, M., Notroff, J., Schmidt, K., & Zarnkow, M. (2012). The role of cult and feasting in the emergence of Neolithic communities. New evidence from Göbekli Tepe, south-eastern Turkey. *Antiquity,* 86(333), 674-695.

Fincher, C. L., Thornhill, R., Murray, D. R., & Schaller, M. (2008). Pathogen prevalence predicts human cross-cultural variability in individualism/collectivism. *Proceedings of the Royal Society B,* 275(1640), 1279-1285.

Fincher, C. L., & Thornhill, R. (2008). Assortative sociality, limited dispersal, infectious disease and the genesis of the global pattern of religion diversity. *Proceedings of the Royal Society B,* 275(1651), 2587-2594.

Havlicek, J., & Roberts, S. C. (2009). MHC-correlated mate choice in humans: a review. *Psychoneuroendocrinology,* 34(4), 497-512.

Henrich, J., Boyd, R., & Richerson, P. J. (2012). The puzzle of monogamous marriage. *Philosophical Transactions of the Royal Society B,* 367(1589), 657-669.

Holden, C. J., & Mace, R. (2003). Spread of cattle led to the loss of matrilineal descent in Africa: a coevolutionary analysis. *Proceedings of the Royal Society B,* 270(1532), 2425-2433.

Horita, Y., & Takezawa, M. (2018). Cultural differences in strength of conformity explained through pathogen stress: a statistical test using hierarchical Bayesian estimation. *Frontiers in Psychology,* 9, 1921.

Ihara, Y., Aoki, K., Tokunaga, K., Takahashi, K., & Juji, T. (2000). HLA and human mate choice: Tests on Japanese couples. *Anthropological Science,* 108(2), 199-214.

Low, B. S. (1990). Marriage systems and pathogen stress in human societies. *American Zoologist,* 30(2), 325-340.

Mace, R., Pagel, M., Bowen, J. R., Gupta, B. K. D., Otterbein, K. F., Ridley, M., ... & Voland, E. (1994). The comparative method in anthropology [and comments and reply]. *Current*

Anthropology, 35(5), 549-564.

Marcinkowska, U. M., Kozlov, M. V., Cai, H., Contreras-Garduño, J., Dixson, B. J., Oana, G. A., ... & Rantala, M. J. (2014). Cross-cultural variation in men's preference for sexual dimorphism in women's faces. *Biology Letters,* 10(4), 20130850.

Milinski, M. (2006). The major histocompatibility complex, sexual selection, and mate choice. *Annual Review of Ecology, Evolution,* and Systematics, 37, 159-186.

O'Brien, M. J., & Laland, K. N. (2012). Genes, culture, and agriculture: An example of human niche construction. *Current Anthropology,* 53(4), 434-470.

Passmore, S., & Watts, J. (2022). WEIRD people and the Western Church: Who made whom? *Religion, Brain & Behavior,* 12(3), 304-311.

Schaller, M. (2011). The behavioural immune system and the psychology of human sociality. *Philosophical Transactions of the Royal Society B,* 366(1583), 3418-3426.

Schulz, J. F., Bahrami-Rad, D., Beauchamp, J. P., & Henrich, J. (2019). The Church, intensive kinship, and global psychological variation. *Science,* 366(6466), eaau5141.

Thornhill, R., & Gangestad, S. W. (1999). Facial attractiveness. *Trends in Cognitive Sciences,* 3(12),

452-460.

Watts, J., Sheehan, O., Atkinson, Q. D., Bulbulia, J., & Gray, R. D. (2016). Ritual human sacrifice promoted and sustained the evolution of stratified societies. *Nature,* 532(7598), 228-231.

Yamagishi, T., Hashimoto, H., & Schug, J. (2008). Preferences versus strategies as explanations for culture-specific behavior. *Psychological Science,* 19(6), 579-584.

おわりに――情報空間の「感染症」と人類史研究の将来

本書を締めくくるまえに、まず、これまでの内容をふりかえろうと思います。第1章で、本書の枠組みについて触れました。文化の伝達と感染症のあいだに、同じメカニズムがあることを確認しました。そこでは、人類史の研究が「定説がひっくり返る」性質がある、一定の曖昧さを含んでいるものであることを述べました。そして、研究成果を、非専門家とも、現在進行系で共有する動向があることにも触れました。第1章の最後に、危機に備えるみえづらい努力をみえやすくするために、危機について語り続けること、万能の解決策を諦めることについてお話ししました。

第2章では、狩猟採集、定住、農耕、都市や国家の形成といった、人類史の画期とされるできごとと、感染症や健康状態との関連を、駆け足ではありますが紹介しました。そのなかで、先述した順番に、集団の規模や社会ネットワークが拡大していく傾向にあること、それと同時に、感染症の流行の規模が大きくなり、パンデミックに結びついていくことも紹介しました。

第3章では、ヘンリック氏の集団脳を中心に、蓄積的文化進化や技術の発展についての理論を紹介しました。そして、集団や社会ネットワークの規模の拡大という、感染症の流行拡大と同じ要因が、蓄積的文化進化を促進するはたらきをし、両者のあいだにトレードオフの関係があることを確認しました。第4章では、蓄積的文化進化と、感染症のあいだのトレードオフを緩和する方法としての、さまざまな防御機構について取り上げました。そして、2010年頃の、感染症が社会システムや「国民性」に影響を与えているとする主張をめぐる論争を紹介しました。

▼▼▼情報技術と電子世界の「感染」

本書の大半を、過去の話をすることに費やしてきました。そこで、最後にすこしだけ、現在と、近い将来のことについてお話ししたいと思います。そうするきっかけは、残念ながら2021年に急逝された、筆者の同僚でもあった宗教学者の山田仁史氏です。氏の最後の著書となったのが『人類精神史』です（山田 2022）。

筆者が学部生だったころは、Google が「Don't be evil」や「世界政府ができたときに必要な機能をつくる」といった、夢想的ともいえるビジョンを描く先端的な企業として台頭してきたころでした。そして、梅田望夫氏の『ウェブ進化論』が、インターネットの登場による、今思えば非常に楽観的な未来像を描いたり、東浩紀氏の『一般意志2・0』で、情報技術により社会や政治が大きく様変わりする可能性が語られたりしていました。

『人類精神史』は、山田氏が大林太良氏のお弟子さんであったこともあり、日本が育ててきた歴史民族学の学統を発展させつつ、情報技術による人類社会の変化までをその射程にいれています。そこまで親しいおつきあいをさせて頂いていたわけではないのですが、研究会で議論させて頂いたり、学内で偶然お会いしたときに、少し立ち話をさせて頂いていました。なかでも、子ども食堂と、そうした試みにとって人文学ができることを最近考えているんです、とお話しされたのが印象に残っています。

『人類精神史』は、人類史という大きなスケールと、日本に生きるひとびとがこれからどう生きるかを考えた、宗教民族学者らしい「生き方」の視点が合わさった、稀有な本です。子ども食堂のお話も、そうした流れのなかで、これからどのように理論化され、考えを深めていかれ、あるいは実践されるのか、筆者を含む後進にとっても指針になりうると思っていました。筆者が山田氏と最後に言葉を交わしたのは、学内でばったりとお会いしたときでした。筆者の「お元気ですか」という質問に、山田氏は「実はあまり元気じゃないんです」と返されました。残念でなりません。

山田氏の構想には及びませんが、本書の文脈においても、現代の情報技術がもたらしている変化は重要ですので、その周辺の動向も少しだけですが紹介したいと思います。本書の第3章で、社会ネットワークの大規模化や、それを通じた「文化的組み換え」により、蓄積的文化進化が促進されることを述べました。インターネットをはじめとする情報通信技術はまさに、それを実現するものだといえます。マット・リドレー氏も『繁栄』のなかで、現在のイノベーションの増大の理由をそこに求めています。こうした考えは、梅田望夫氏がかつてインターネットに対して抱いていたビジョンと、親和性が高いのではないかと思います。

しかし、現在のインターネットは、先述したような、インターネット勃興期の楽観的な期待とはかけ離れたものになってしまっています。ある意味当然だと思われるかもしれませんが、「有用な」情報とともに社会ネットワークを通じて伝えられるものに、「有害な」情報があります。

本書ではさんざん定義の難しさをお話ししてきましたが、例にもれず「有害」であることを定義することも難しいのです。誰かに不利益をもたらす情報でも、別の誰かにとっては有益かもしれません。嘘が誰にも不利益をもたらさないこともあるでしょう。ですからここでも、輪郭はぼんやりとさせたままで「有害」という言葉を使うことにします。

新型コロナウイルス感染症に関連して、注目を集めた概念に「インフォデミック」があります。「情報（インフォメーション）」と「エピデミック」を組み合わせた語になり、デマなどの「偽情報」の大規模な拡散を指します。ですから、「有害な」情報も、「有益な」情報の拡散と、同じ技術の恩恵を受けることができます。ですから、インターネットのような、アイディアを共有し、「文化的組み換え」を促し、イノベーションに結びつくような技術が、偽情報を拡散させ、社会を混乱させることにも使われます。インフォデミックは、日本に特有の問題ではありません。たとえば国際機関であるユネスコなども、インフォデミック対策の文書を公開しています。[1]

災害時には、インフォデミックが起こりやすくなります。新型コロナウイルス感染症の際にも、「反ワクチン」のような情報が拡散されましたし、東日本大震災の際にも福島第一原発事故に関連した放射能についての偽情報が広まりました。災害時に誤った情報や「デマ」が拡散されるのは、現代だけの特徴ではありません。しかし、情報通信技術は、そうした情報の拡散力を格段に増しました。

日本だけの現象なのか、それとも他の国にも共通するのかはわかりませんが、インターネット上で、専門家が、時には過剰なほど激しく論争を繰り広げるすがたもみられました（田中 2016）。東日本大震災のときは、その論点のひとつは科学コミュニケーションを、「科学者」と「科学技術社会論の研究者」のどちらが担うかでした。後で述べますが、非専門家とのコミュニケーションや知識の流通も含めた「実践」や、研究成果の「社会実装」を誰が担うのかは、研究者コミュニティのなかで大きな課題になっています。

科学コミュニケーションそれ自体にも、大きな課題があります。本書で、確定的ではない結果についても紹介する理由として、進行中の研究に非専門家であっても直接的にアクセスできるようになりつつあることを挙げました。また、先述するように、ウェブが重要な情報源となり、誤情報が氾濫するなかで、科学コミュニケーションをどのように進めるべきかについても議論が進められています（Iyengar & Massey 2019）。誤情報も問題ですが、「真実」を過剰に追い求めることも足かせになる場合があります。科学技術政策の研究者である小林信一氏によれば、現在のアメリカで、気候変動に懐疑的な議員が、むしろ、科学的根拠の重視を求める法案を制定しようとしているようです（小林 2021）。

本書で繰り返し、人類史についての研究は確定的な結果が得られづらいことを紹介してきました。このことは、なにも人類史の研究に特有ではありません。程度の差こそあれ、知識は研究者の努力によってつくられるものですから、なにかについて十分な証拠が蓄積するまでには時間がかかります。ですから、多くの場合、現在進行系の問題に対して、十分といえるほど研究が進むことはほぼありません。気候変動もそうです。ですから、気候変動の抑制のための規制に必要な証拠について、過度に厳しい基準を課すことで、規制を実施させないことが可能になります。疑いようのない「真っ白」な真実でなければ認めないことの危険性もまた、この事例から読み取ることができます。

人工知能（ＡＩ）が誤情報の発信源になる場合もあるでしょう。筆者個人としては、本来の意味でのシンギュラリティはまだこないと思っていますが、重要なのは、ほんとうにシンギュラリティが来たかどうかではなく、シンギュラリティが来たと多くの人が考えるかどうかのように思われます。そう考えると、専門家よりも、ＡＩのほうが「信用される」社会までの距離はそこまで遠くないように思われます。ＡＩからの答えが神託のように扱われるならば、不正確な知識が社会に普及する危険性は十分にあるでしょう。

新型コロナウイルス感染症により、社会的な接触が制限されつつあることで、顔を合わせることを避けることのデメリットも浮き彫りになりつつありますが、ネット上の仮想空間に人類の活動の重心が移っていく、という予測がたてられることもありました。映画『マトリックス』で描かれたのは、AIの反乱によってコンピュータに生体電力を供給するためにカプセルに閉じ込められ、人間たちは仮想現実のなかで生きる世界でした。「メタバース」の盛り上がりによって、肉体の束縛から解放され、人類が感染症の危険性から解放されるのだというビジョンを目にしたこともあります。

筆者はメタバースについて語れる見識は持っていません。しかし、「コンピュータ・ウイルス」の存在を考えると、デジタル空間に逃げた程度で、本当に人類が「感染症」から自由になれるのか、疑わしいというのが筆者の感想です。そして、コンピュータ・ウイルスの感染についても、本章で取り上げた感染を促進するメカニズム――人口密度、長距離の接触、多様性の減少――は、有効です。OSが単一になれば、コンピュータ・ウイルスの感染は容易になります。コミュニティを超えた通信によって、ウイルスの大規模な拡散が起こります。「感染」はかなり抽象的なメカニズムであり、電子空間に逃げた程度では、そこから逃れるのは難しそうです。

こうした社会変化を受けて、文化進化の研究者も、オンライン上で起こる文化進化の研究を始めています。代表的なものに、アルベルト・アチェービ氏の『Cultural Evolution in the

Digital Age』が挙げられます（Acerbi 2019）。また、それとは別の潮流から、計算社会科学という分野も新しく生まれています（鳥海 2021）。

▼▼▼人口減少と人類史研究

最後に二点ほど、社会の変化に伴う人類史研究のあり方の変化についてお話しします。このことは、必ずしも専門家だけの問題ではなく、みなさんがどのような知識にアクセスできるのかとも関わっています。やや筆を滑らせている部分がありますので、そこについてはご批判頂ければと思います。

第1章で、人類史の研究において、「語り方」が重要だという話をしました。これからさらに大きくなる人口減少の影響は、日本における人類史研究のあり方を大きく変えるのではないかと危惧しています。まず真っ先に思いつくのが、専門家の減少であり、これはつまり集団脳の縮小を意味します。集団脳の理論に基づき、専門家の人数の減少を、新しい、たとえば海外とのネットワークの形成によって補うことも可能かもしれません。

しかし、本書ではあまり取り上げませんでしたが、現実にはネットワークの形成それ自体にリソースが必要だということも、欠かしてはならない視点でしょう。同時に、「選択と集中」と形容されることもありますが、一部の研究機関や分野、「エースで4番」と形容されるようなスター研究者だけを、文脈から切り離して評価するシステムが、国内外のネットワークを分断する危険性もあると考えています。

本書のはじめに、筆者が複数の視点のあいだで揺れている、という話をいたしました。単純化してしまいますが、これまでは複数の研究者が、それぞれひとつの視点を代表してきました。たとえば、阿子島香氏と溝口孝司氏は、それぞれ、科学としての考古学と、人文学としての考古学の第一人者の系譜を継ぐ研究者です。筆者は、おふたりの対談をまとめて出版する協力をさせて頂きました（阿子島・溝口 2018）。

しかし、研究者が減れば、このような対談を通じてお互いに、あるいは聴衆が理解を深める機会は持てません。「大御所」たちの、おそらくある程度役割を演じていらっしゃることによる「極端さ」を微笑ましく眺めつつ、若手が両極のあいだのどこかに自分を位置づけるようなあり方は、もうできなくなるかもしれません。「視点」といっても、本書で紹介した「集団脳」などの仮説のレベルだけでなく、もう少し上位の、研究者としての役割や、知識生産のあり方も含まれます。

かつては、研究者のうち、「論壇」で見解を発表し、社会におけるコミュニケーションのプロトコルを整備する役割を担ったひとびともいました。おそらく出版文化の衰退とともにそうした役割を専業として担う研究者はかなり数を減らしましたが、そうした役割が社会から消えたわけではなく、さまざまな場所に分散し、普段は専門家向けの先端的な論文を執筆することを主な活動としている研究者が、「代打」的に担うケースが増えています。さまざまな視点や役割をひとりで抱えなければならなくなった研究者がどのような思考になるのか、そもそもそんなことができるのか、どちらにしろ困難が予想されます。

人口減少の影響はもちろん、専門家だけが被るわけではありません。自治体のなかには吸収・合併されるものがでてきたり、消失してしまうコミュニティがあることが予想されます。本書で紹介したような研究のデータ源となった資料たちは、「地域のアイデンティティに資する」ことを大きな役割として保全・管理されています。「不和の時代」において、ほかのコミュニティのアイデンティティが、どの程度価値として通用するのか、筆者は懐疑的です。新しい価値づけが必要となるかもしれません。

しかし、こうした資料を人類史的なスケールのテーマのデータとして「だけ」位置づけることも、また幸福につながらないのではないか、とも思っています。人類史の研究がいわゆる「欧米」の研究者に主導されているのは、否定のできない事実です。そうすると、意図していなくても、「西洋中心主義」的なテーマに偏ることになりますし、その枠組みのなかでは日本は「極東の辺境」です。単なるデータ源として消費されることになりかねません。たとえば、データベース「セシャット」に、日本の「近畿地方」が含まれており、それによって日本が代表されています。現在ではむしろ、東京によって日本を代表されることに違和感をもたれることが多かったり、批判が向けられます。

ただ、人類史的な空間スケールでみれば、そこの差異はわずかです。地域の歴史はおろか、「日本人の起源」のようなテーマに割かれるリソースも減少するかもしれません。読者のみなさんが関心のあるスケールのテーマの研究が続けられるのか、先行きは明るくはない印象を持っています。人口減少はもうとまらないでしょう。それを前提として、すでに撤退戦の様相を呈していますが、人類史にしろ、あるいは地域史にしろ、その価値を改めて考え直す必要にせまられています。

3つの現実と社会実装

近年、予算の減少、企業の中央研究所の廃止など、複合的な要因から、大学に所属する研究者にも「社会実装」を求める流れが加速しています。一見すると、成果が迅速に社会に還元されそうで、よいことのように思われますが、そこには落とし穴もあります。

第3章で紹介したダンバー数に基づいて、オフィスの人数を決めている組織があるようです。しかし、ダンバー数は、統計的な不確実性が高いものであることも紹介しました。十分な検証を得ずに研究成果が普及してしまう可能性はあるでしょう。そうした危険性はあるのですが、流れとしては仕方がない、と思う気持ちも強くあります。

『科学を語るとはどういうことか　科学者、哲学者にモノ申す』は、物理学者の須藤靖氏と、科学哲学者の伊勢田哲治氏の対談です。そのなかで、須藤氏が「メッセージだけじゃだめだと思います。具体的な御利益が無い限り、人は誰も信じてくれません。ただ教義をたれるだけではなく、『奇跡』を見せて納得させなくてはだめです。でないと誰も帰依しない。それが世の中の掟だと思いますよ」と語る場面があります。これは、科学哲学者から、研究プロセスをどう進めればよいかに関する「メッセージ」が科学者側に送られたことがあった、という歴史的な事実を伊勢田氏から教えられたときの、須藤氏の返答です。

この短い内容から須藤氏の内心をおしはかることは失礼にあたりますが、実装――「奇跡」を見せて納得させること――が「世の中の掟」であり、それがなければ、大学に所属する研究者であっても、その「ご利益」を信じられないのであれば、やはり実装を求められる方向に向かうほかないのではないかと思います。結局のところ、研究者のあいだでも、相互不信が閾値を超えてしまったということなのかもしれません。

筆者の頭に浮かんだのは雑誌『WIRED』の「ナラティブと実装」という特集でした。この特集では、気候変動への対応を訴えるグレタ・トゥーンベリ氏が象徴的に取り上げられています。グレタ氏は、まだこどもである自分にはこの問題を解決することはできない、とも語ります。この構図では、グレタ氏はナラティブ（物語）を語る役割であり、「大人たち」が実装する役割だといえるでしょう。

ナラティブを語る役割、あるいは、ゴールを描く役割は、よいか悪いかは別にして、徐々にこれまで「オピニオン・リーダー」とされたひとびとの手を離れていくのかもしれません。少なくとも、「実装」に携わらない研究者の肩身は狭くなる方向に動いているのは確かです。そこにはもしかすると、これまでの「オピニオン・リーダー」たちが社会としてゴールにどのように近づいていくのかという「軌跡」に関する議論を、おろそかにしがちだったことに対する反動もあるのかもしれません。

同時に、実装をめぐる議論は、先述した偽情報が氾濫し、互いを信頼できないなかで、何が共有可能なのか、という問いに接続できるかもしれません。山田仁史氏は『人類精神史』

のなかで、現実（Reality）を、身体を通じて触れられる物理的な現実であるR１、文字情報を中心として脳内に構成された現実であるR２、情報通信が大規模化し、仮想環境が増大した結果であるR３の３つに区分しています。

ヒトは、これらを段階的に遷移してきたというよりも、時間とともに占める領域の変化はあるものの棲み分け的に共存している、というのが山田氏の見方かと思います。筆者自身、この区分について、完全に消化できているわけではありません。しかし、この区分をひとつのきっかけとして、思考を試みてみようと思います。

かつては、専門家同士、あるいは専門家と非専門家とのあいだでのコミュニケーションをつないでいたのは、書籍を中心的なメディアとした現実であるR２だったのだろうと思われます。しかし、情報通信技術を主軸とするR３の拡大により、多くの人がそちらに重心を移すとともに、R２の現実が共有できなくなりつつある、ということが現在起こっていることとして整理できるでしょう。R２がだめなら、R１かR３で共有できるものを探すことになります。山田氏も同書の中で何度か生を充実させるためのR１の重要性に触れていますが、そうした物理的な現実で専門家が非専門家とも共有できるのは、結局のところ「実装」の結果にならざるをえないでしょう。

誤情報が氾濫するR3では、なにか共有できるものはあるのでしょうか。思考のヒントとしたいのは、残念ながら急逝した歴史学者の保苅実氏の『ラディカル・オーラル・ヒストリー』です。保苅氏は、われわれからすると超自然的な要素も含むアボリジニのひとびとの「歴史」が、われわれの「事実」「真実」を追求する「歴史」よりも「劣った」ものなのだろうか、と問いかけます（保苅 2004）。保苅氏はそして、異なった歴史に対する接し方として、「真摯さ」を重視することを語ります。

この本を読んだとき、著者の切実さに心動かされるとともに、学生時代は科学のトレーニングしか受けてこなかった自分には扱いきれないものだな、という感想を抱きました。しかし、残念ながら、保苅氏の考えが、現実に役に立つような社会になりつつあることを感じます。

「言い張り可能」な空間をつくり、主観と感情をぶつけあう混沌のなかで、最後に共有できるものがもし「真摯さ」であるならば、それは希望のように思われます。結局のところ、これまでさんざんいわれてきたことの繰り返しにしか過ぎないのかもしれません。これまでの権威が解体され、お互いの信じるものが共有できなくなったのであれば、信じなくてもご利益のある物理空間での「実装」に頼らざるをえないでしょう。もし、そんな状況でもなお、情報空間でなにか共有できるものを探すのであれば、保苅氏の論考はヒントを与えてくれるように思います。

こうした動向のなかで、社会の側が利益を受けることもあれば、評価が固まっていない研究を根拠とした活動により不利益を被ることも、残念ながらあるだろうと思います。もちろん、不利益をできるだけ避けるための方策が設けられるでしょうが、ここにもトレードオフの構造があるため、完全に防ぐことはできません。

不利益を被った方に、諦めろとはさすがにいえませんが、予防策のひとつとして、やはり都合のよい解決策がないこと、人類史の研究は更新されていくもので、不確かさがつきまとうことを、どうか覚えておいて頂ければと思います。そしてどうか、「悪貨が良貨を駆逐する」といわれるような状況で、自浄作用を働かせようと奮闘している専門家を応援して頂ければと思います。

「実装」する側――、筆者はできればそんな堅苦しい言葉は使わずに、「つくる」ぐらいの言葉を使いたいのですが、「つくる」側として考えていることをお話しして、本書を締めくくりたいと思います。

筆者自身は、日本における人類史の研究は、一度大きな断絶を経験すると思っています。

ですから、そのうえでなにかをつくっていくということは、「延命」を諦めて、断絶の後、筆者の後の世代がどのようにして知識を復活させ、発展させていくのかを構想することにほかなりません。筆者の専門である数理やデジタル技術は、そのための一助となると考えています。つくっていくものは、目に見えるものだけとは限りません。地域史や人類史の価値を見直す必要があるのではと問題提起をしました。この見直しを、非専門家も含めておこない、共有することができれば、それはつくりあげたと称して差し支えないでしょう。ただ、今後、『人類精神史』における3区分のどの現実で共有するのか、どの範囲で共有するのかは、戦略が必要になるだろうと思っています。

もちろん、リソースは日々減少し続けていますので、構想どおりにいくことはありませんし、一度妥協してなにかをつくれば、そのことは所与として新しく構想をつくりあげなければなりません。うまくいかないことが日常です。頭の中にあった大きな可能性が、かたちになるころにはどんどんしぼんでいく気分になります。

組織名にしろ、プロジェクトにしろ、文書にしろ、「創」の字が使われるものをたびたび目にします。「創造」「創生」「創発」などです。「創」の字にはしかし、「きず」という読み方もあります。石から彫刻を削り出すように、なにかをつくるときには、さまざまな可能性を諦め、一歩を踏み出さなければならないという、そういう字でしょう。本書の第1章を、先史時代から続くような脅威を克服するような「銀の弾丸」を諦めることで締めました。なにかをつくるときにもやはり、なにかを諦めなければならないのだと思います。そうしてつくられたちいさな貢献が、いつか大きなつながりをつくることを信じて。

【1】https://en.unesco.org/covid19/disinfodemic/brief1

■参考文献

阿子島香・溝口孝司編著（2018）『ムカシのミライ プロセス考古学とポストプロセス考古学の対話』勁草書房。

東浩紀（2015）『一般意志2・0 ルソー、フロイト、グーグル』講談社。

梅田望夫（2006）『ウェブ進化論 本当の大変化はこれから始まる』筑摩書房。

須藤靖・伊勢田哲治（2013）『科学を語るとはどういうことか 科学者、哲学者にモノ申す』河出書房新社。

田中幹人（2016）「ＳＴＳと感情的公共圏としてのＳＮＳ 私たちは『社会正義の戦士』なの

か？」『科学技術社会論研究』12、１９０－２００。

鳥海不二夫編（2021）『計算社会科学入門』丸善出版。

保苅実（2004）『ラディカル・オーラル・ヒストリー　オーストラリア先住民アボリジニの歴史実践』御茶の水書房。

山田仁史（2022）『人類精神史　宗教・資本主義・Google』筑摩書房。

ＷＩＲＥＤ編集部編『ＷＩＲＥＤ34　ナラティヴと実装～２０２０年代の実装論』プレジデント社。

Acerbi, A. (2019). *Cultural evolution in the digital age*. Oxford University Press.

Iyengar, S., & Massey, D. S. (2019). Scientific communication in a post-truth society. *Proceedings of the National Academy of Sciences USA*, 116(16), 7656-7661.

あとがき

「だけどね、中原さん、あたし走るの前より好きですよ。自分の限界も見えてるし、ちょっとはまだ意地もあるし。両方わかるんですよね。無理をしないで、でも諦めるんじゃなくて、そういうのを両手に持って走ってるっていうか。ああ、自分は走るのが好きなんだなあって思うし」

橋本紡『半分の月がのぼる空7』アスキー・メディアワークス

猪子寿之・宇野常寛『人類を前に進めたい チームラボと境界のない世界』（PLANETS／第二次惑星開発委員会、2019年）のなかで、チームラボの猪子寿之氏が、「アートとはなにか」と問われたときの答えとして、「人間にとって、世界とはなにか、人間とはなにか」だと答えている。

猪子氏は、「科学」が問うのは「世界とはなにか、人間とはなにか」であり、「人間」の存在の有無を、科学とアートの違いとして位置づけている。この表現は、「アート」を「人文学」に置き換えて、「科学」と「人文学」の違いとしても成り立つように、筆者には思われる。

本書の執筆に際し、もっとも苦しんだのが、この違いだった。語るための文体が定まらず、この「あとがき」のような文体でなかばまで書いた原稿をいったん破棄して、現在のような文体で書き直した。前著『文化進化の数理』の執筆が、できるだけ舗装した路を残して立ち去ることだったとすれば、本書は、穴だらけの舗装されていない路を、筆者が案内するようであった。

正直なところ、後者のほうにより怖さを感じる。単純に、なんらかのメッセージを込めざるをえなかった文章を、自分の存在を排除して書くことができなかったともいえる。某哲学者から「文系的な文章」と評して頂けたので、ある程度意図したところを達成できたのではないかと思う。もちろん、意図が透けていることは、質が伴うことを保証しない。

本書冒頭で紹介した、ユネスコでサヘラントロプス・チャデンシスの模型をみた経験は、実のところ墓場までただの思い出として持っていくつもりだった。思い出に役割をもたせることには抵抗があったが、しかしそうもいっていられないステージに来てしまったのだと思う。

筆者の世代の研究者は、職を得るために知人友人を蹴落とすことが日常となっている。現代の日本の研究者コミュニティにおいて、「集団脳」がどの程度「研究力」の決定要因として機能しているかはわからないが、少なくとも「集団脳は縮小している」と考えてよいだろう。「アカデミア」を自称するコミュニティから、去ったひとびとも大勢いる。内心をおしはかるのは失礼だし、筆者に勝手になにかを背負った気になられても迷惑なことは重々承知しているが、しかしそうした業界で生き残ってしまったというだけで生じる責任のようなものはあるだろう。もうつくる側にまわってしまったのだし、それくらいは果たしたい。みっともないことも嫌だし、みっともないことを道具として使うみっともなさも十分に自覚しているつもりだが、みっともないぐらいなんだ、といわれるとぐうの音も出ない。

学問が継承することを前提とするのは、その目的がひとりの学者の人生のうちには達成できないことが明らかだからだ。だから学問は、たくさんの諦観を内包している。作家の虚淵玄氏が、ハッピーエンドが描けない苦悩について告白をしていた。理路に従えば物語はバッドエンドにしか行き着かない。虚淵氏にとってはしかし、大団円で終わることが定まっている物語の前日談を書くことが救いとなったようだ。理屈で考えてもよくなる未来が見えないなかで、それよりも遠い未来の誰かの幸福を救いとすることは、もしかするとありふれた結論なのかもしれない。

有松唯氏、井原泰雄氏、金田明大氏、小金渕佳江氏、澤藤りかい氏、中尾央氏、堀田結孝氏には、本書の草稿を読んで頂き、原稿の誤りやわかりづらい箇所について指摘して頂いた。もちろん、本書の誤りや、取り上げる対象に偏りがあることは、すべて筆者の責任である。山田仁史氏がいなければ、本書の第5章は執筆されなかった。議論したいことは山ほどあった。なにより、その学識と才能が失われたことが残念でならない。白地利成氏には綱渡りのようなスケジュールをお願いしてしまった。岩谷菜都美氏には、本書執筆の機会を頂いたが、氏の在職中に本書を完成させることができなかった。この場を借りてお詫び申し上げたい。

本書の執筆に際し、科学研究費助成事業「日本列島先史時代の人骨データベースと縄文・弥生移行期のシミュレーション」(21K12590)、「三次元データベースと数理解析・モデル構築による分野統合的研究の促進」(19H05738)、「民族誌データと数理モデルの融合による社会構造変動理論の構築：格差に着目して」(19K21715)、「「模する」技術の発展と伝統的習俗の変容についての学際的研究」(19H01395)、「地方大学における総合的な地域資料の展示公開モデルの構築」(19H04410)、「一般交換において用いられる評判情報を作りだす情報統合過程の理論的・実証的検討」(22H00086)、および東北大学「持続可能な社会の創造を目指す研究スタート支援事業」の支援を受けた。記して感謝申し上げる。

最後に、この場を借りて妻の祥子と娘の環季に感謝を伝えたい。一段落したら温泉に行きたい。

装丁：斉藤よしのぶ

〈著者略歴〉
田村光平（たむら　こうへい）
東北大学学際科学フロンティア研究所・東北アジア研究センター准教授。2013年、東京大学博士課程修了。博士（理学）。東京大学特任研究員、ブリストル大学特任研究員、東北大学助教などを経て2022年より現職。専門は人類学、文化進化。著書に『文化進化の数理』（森北出版）がある。

つながりの人類史
集団脳と感染症

2023年3月6日　第1版第1刷発行

著者　田村光平
発行者　永田貴之
発行所　株式会社ＰＨＰ研究所
東京本部　〒135-8137　江東区豊洲5-6-52
ビジネス・教養出版部　☎03-3520-9615（編集）
普及部　☎03-3520-9630（販売）
京都本部　〒601-8411　京都市南区西九条北ノ内町11
PHP INTERFACE　https://www.php.co.jp/
組版　株式会社PHPエディターズ・グループ
印刷所　株式会社精興社
製本所　東京美術紙工協業組合

ISBN978-4-569-85402-1

ＰＨＰの本

面白くて眠れなくなる宇宙

高水裕一　著

人気シリーズの宇宙版！　わくわくがとまらないロマンに満ちた宇宙の魅力を、身近な話題から、天才科学者の逸話まで楽しく学べる一冊。

定価　本体一、四〇〇円（税別）